▶動画でわかる

運動器理学療法
臨床実習スキル

著　太田　進
藤田玲美
大古拓史

星城大学リハビリテーション学部
理学療法学専攻

中山書店

動画閲覧について

本書内の動画は，ウェブサイト閲覧可能なパソコンおよびモバイル端末で御覧いただけます．閲覧には次の手順でユーザ登録，アクセスを行ってください．

①下記 URL のユーザ登録サイトにアクセスをします．

https://www.nakayamashoten.jp/rehabilitation/9784521748849/

②新規ユーザ登録フォームにお名前，ご所属，E-Mail，ご希望ログイン ID を入力し，「新規登録する」をクリックします．

③登録された E-Mail アドレスに，パスワードが発行されます．

④下記 URL の「動画一覧」にアクセスし，ログイン ID，パスワードを入力して動画を再生（■をクリック），

https://www.nakayamashoten.jp/rehabilitation/9784521748849/member/

もしくは本文中の QR コードをモバイル端末などで読み込み，ログイン ID，パスワードを入力して動画を再生してください．

【ご注意】

- 動画閲覧には標準的なインターネット環境が必要です．
- ご使用のブラウザによっては，まれに閲覧することができないことがあります．その場合は他のブラウザにてお試しください．
- 通信環境やご使用のパソコン，モバイル端末の環境によっては，動画が乱れることがあります．
- 送信されたメールが迷惑メールとされ，「迷惑メールフォルダ」や「ごみ箱」に入ることがありますのでご注意ください．また「ドメイン指定受信」等の設定をされている方は，メールを受信できるように設定を行ってください．
- 上記のユーザ登録は，本書を購入した個人にアクセス権を付与するための手続きです．
- 掲載動画の著作権は著者が保有しています．また，複写・転載および送信・放映に関する許諾権は小社が保有しています．本動画の無断複製を禁じます．

はじめに

理学療法を学ぶ学生にとって，臨床実習が高いハードルであることは昔も今も変わりません．

筆者自身，臨床場面で学生を指導していた時期を経て大学で指導する立場となり，患者さんが目の前にいらっしゃらないなかで行う指導の難しさを痛感しています．大学で「こういうときは，このように」と指導しますが，それは唯一の方法ではありません．しかし，症例によりバリエーションがあることを全面的に出すと，今度は学生が戸惑ってしまいます．

学生は養成校で基本的な検査測定の方法を学びますが，臨床場面では，各症例の症状に対応させる必要が出てきます．症例や自分の姿勢，手の位置，抵抗の加え方，角度計の持ち方など，臨床現場では基本的な方法をもとに多くの応用が必要となります．本書では図や動画を多く用いて，想定した症例の検査測定時に学生がどのように手や体を置くとよいのか，わかるようにしました．**理学療法における検査測定，治療の具体的な方法を説明していますが，あくまでも一つの方法と理解し，実習指導者や多くの理学療法士の意見を聞き，そこからの応用や，さらなる工夫の土台としてもらえればと考えています．**また今後，臨床実習においてクリニカルクラークシップが広がっていきますが，見学をする際に理学療法士が検査測定，治療時になぜそのような患者さんへの配慮や工夫をしているのかを考えることができるようになると思います．

本書は冒頭で申し上げましたように，学生が臨床実習で使えるようにと筆者が悪戦苦闘しながら行っている学内実習の内容について，共著者の藤田玲美先生，大古拓史先生がメモをとられたところから始まりました．現在の新型コロナウイルス感染症の影響のなか，多くの養成校がオンライン講義となり，実技指導が一部困難にもなっています．そのため，昨年（2020 年）から用意してた内容に加え，オンライン講義や自宅における実技の自主学習に使用できる動画教材も必要と考え，急遽動画を作成しました．素人が作成した動画であり，被検者もセラピストもマスクをして，たいへん聞きとりにくくなっていますが，ご容赦ください．

本書は，学生が臨床実習で自分が何を頑張ればよいかが理解できる，必須スキルのテキストとなっています．最後になりますが，本書により学生の臨床実習に対するハードルが下がり，自分の能力が十分に発揮でき有意義な実習となることの一助になれば幸いです．

2021 年 1 月

太田　進

本書の特徴と説明

- 本書は臨床場面で，基本的な検査手技で計測できず学生が実習で困ることが多い実技をまとめたものです．
- はじめに，臨床における検査測定からの問題点の抽出，治療までの考え方の流れをまとめています．優先順位と「これができるといいな」がキーワードです．
- 次に，見学や検査をさせていただく症例がわかった場合に，事前に何を調べておくべきか，まとめました．
- そして問診の具体的な方法を説明します．問診がうまくできると，その後の患者さんとのコミュニケーションがスムースに運びます．
- 実習で学生が担当することが多い疾患をあげ，その症例の症状を具体的に記しました．その症状，条件，リスクに注意して行う徒手筋力検査（MMT），関節可動域（ROM）などの検査の仕方を，具体的に図と動画を中心に説明しています．実際に患者さんを対象としたときの，検査者の手の位置や体の使い方などのポイントを具体的に記載しています．
- 特に，下肢の疾患に関して，**膝関節疾患は人工膝関節全置換術（TKA）後，股関節疾患は人工股関節全置換術（THA）後の理学療法についてまとめてあります．この内容は，その他の大腿骨顆部骨折や脛骨高原骨折の骨接合術，大腿骨頸部骨折後の人工骨頭などの関節疾患に応用でき，また，応用する視点をもって実技を習得していただければと思います．**
- **臨床では実際の症例に合わせて多くの工夫をするため，そ**

の手技もバリエーションに富んでいます．本書で紹介する実技は，実際に行われる検査測定や治療時の工夫におけるバリエーションのなかの一つの具体例として使用してください．この方法しかないと，とらえないでください．

- 患者さんへの重要な声かけのポイントと内容を記載しています．
- 動画サイトにはQRコードでリンクをしているため，テキストを読みながらいつでもスマートフォンで動画を見ることもできます．
- そのため本書を用いて学生同士で，図や動画を参考にしながら症例を意識した評価，治療の練習ができます．
- 動画があるため，オンライン講義やオンデマンド教材としても用いることができます．
- インターネットを用いた文献検索の方法も紹介しています．理学療法士（PT）になってからも使える内容にしています．
- 本書により学生の臨床実習に対する不安が少しでも減り，自分の能力が十分に発揮できる有意義な実習になることを願ってやみません．実習形態がクリニカルクラークシップとなるため，どの視点で実習現場を見学するか，見学する質が変わると考えます．

オンライン講義，オンデマンド講義への利用

- 養成校の講義で使用される場合は，テキストで所定の検査などを説明していただき，その後に動画を学生に視聴していただくとわかりやすいです．動画の途中で停止して，先生方のご意見なども加えていただければと思います．
- 動画を視聴後，自宅では動画を再度見て症例をイメージしながら，実技の模倣をします．家族などの協力者がいる場合には，症例役になってもらうことも実技の習得には大切です．
- 動画を見ながら実技の練習を行うことで，学生自身の気づき（バリエーションが複数ある，など）につながりやすくなります．これは重要なアクティブラーニングになると考えます．
- 実技試験の試験範囲として，動画番号やページ数などをピックアップし，それを学生に提示すればオンデマンド形式の自宅学習に結び付けることができ，学生が自宅で実技試験勉強を行うことも可能です．
- 繰り返し一つのパターンとして練習を行うと，異なる症例に接したときや他の計測を行うときに，自然と体の使い方や言葉のかけ方などにも応用できるようになることを経験しています．

目次

凡　例

CKC：closed kinetic chain　閉鎖運動連鎖

MMT：manual muscle testing　徒手筋力検査

NRS：numerical rating scale　痛みの数値評価スケール

OKC：open kinetic chain　開放運動連鎖

ROM：range of motion　関節可動域

SLR：straight leg raising　下肢伸展挙上

STG：short term goal　短期目標（＝これでき）

THA：total hip arthroplasty　人工股関節全置換術

TKA：total knee arthroplasty　人工膝関節全置換術

1章

臨床における理学療法の流れと考え方

① 治療をするときの理学療法士（PT）の思考

- PTは，医師からの情報，画像などの医学的情報，問診や検査測定から，まず問題点の優先順位を決める．
- その問題点に対して治療を行う．その治療のなかで効果を確認し，効果がなければ新たな治療を，効果があれば治療の継続をと考える．その過程を通して，問題点に対する最適な治療方法を選択する．

② 運動器疾患の問題点を4つの項目に分類し，整理する

- ある動作ができないとする．その動作ができない理由を**図1**の4つの分類と，その部位（関節）から考える．たとえば大腿四頭筋**筋力低下**，股関節伸展**可動域制限**，荷重時左膝関節の**疼痛**などである．
- **動作上の問題**は，動作を工夫すれば目的の動作ができるにもかかわらず実際にはできていないことを示す．たとえば，「立ち上がるときに，もう少し浅く座れば膝がもっと曲がるので立ち上がれる（しかし，今はそれができていないので立ち上がれない）」という内容である．

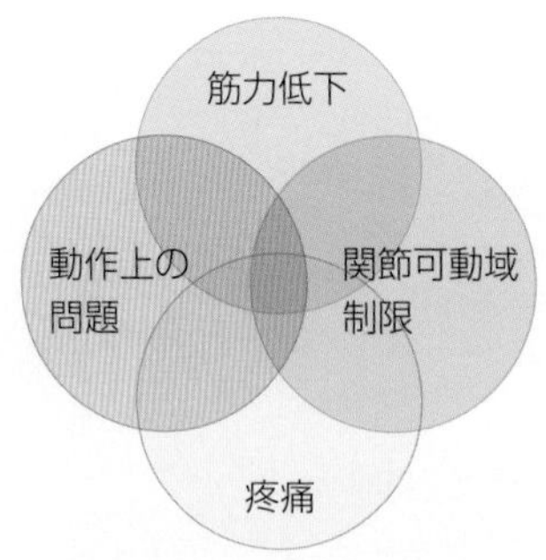

図1　運動器疾患の問題点を考えるうえで重要な4つの項目

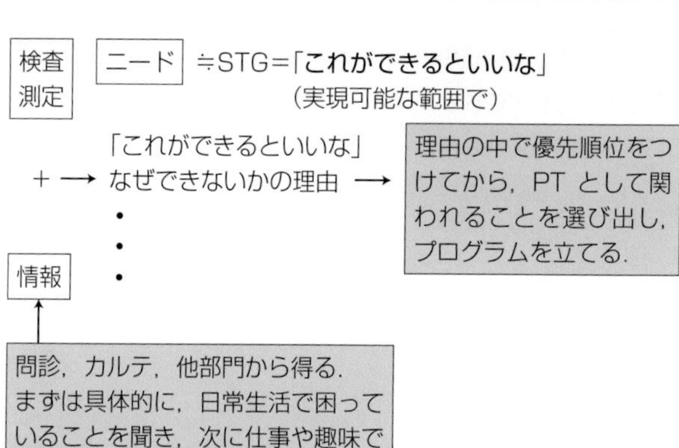

図2　臨床における理学療法プログラム立案までの基本的な考え方

③ どのように問題点の優先順位を決めるか

- **図2**のように，問診（主訴やホープ）や他部門などからの情報，PT 自身が行った動作観察を含む検査測定結果などから，患者さんが「まずこれができるといいな（=これでき）」と思っていることを PT が客観的に判断する．「これでき」は具体的な動作で考えると決めやすいが，**「これでき」**には明確な答えがあるわけではない．ここで重要なことは，PT 自身が自分の考えをもって**決める**ことである．

☑講義のなかで「患者さんが，これができるといいな」という平易な言葉に置き換えると，学生がわかりやすいようであった．

- ニード，短期目標（short term goal：STG）と「**これでき**」は近いものとなる．本書では，**「これでき」を具体的な STG** とする．

- 「これでき」がADL（activities of daily living）動作など複合的な動作である場合，その動きを分解していき，いちばんの問題がどの動作にあるかを絞っていく．

☑たとえば，「病棟でトイレに行けない」という主訴とその重要度から，「これでき」を単純な動作に絞り，トイレからの立ち上がりができないことが問題だと判断する．単純な動作としての「これでき」を，立ち上がり動作と決定する．

- 次に，「これでき（＝立ち上がり）」ができない理由を3つ程度考える．PTとして治療ができる範囲内を目安とし，関節や部位，**図1**から考える．

☑たとえば「これでき＝立ち上がり」ができないのは，1）右大腿四頭筋の筋力低下，2）右膝関節の屈曲可動域制限，3）体幹前傾不足（右股関節屈曲可動域制限）が原因だと，検査測定結果から判断した．すべて治療対象だが，たとえば優先順位が高い1）の大腿四頭筋筋力低下を，立ち上がりができない，いちばんの問題点と決める．

☑つまり，自分がこれから治療をしていく，いちばん重要な問題点である．

④ どのように治療の優先順位を決めるか

- 単純動作の「これでき」を決め，その問題点に優先順位をつけた．
- 先の例では，立ち上がりができない問題点を右大腿四頭筋の筋力低下と決めた．
- この症例に合った大腿四頭筋の筋力増強運動が，優先順位が高いプログラムとなる.

- この症例の大腿四頭筋筋力増強運動として, セッティング, 下肢伸展挙上（straight leg raising：SLR）運動, 端座位での膝伸展運動, スクワットなど多くの方法が考えられる. この症例にとって痛みが少なく, 大腿四頭筋の筋収縮がしっかりと得られる方法（角度や肢位）を, 実際に症例を通して見つける.
- これで個別的かつ具体的な理学療法プログラム案が完成した.
- この具体的なプログラムは, 症例が希望する（=「これでき」であるトイレ動作に結び付く）立ち上がり改善のための, 症例に合ったものとなる.

⑤ プログラムが具体的であることの重要性

- 具体的であると実施しやすくなる.
- 単なる「下肢の筋力増強運動」というプログラムでは, 症例に何をするか, なぜ行うのか不明瞭である.
- また臨床実習においては, プログラムが具体的であると「なぜそのように考えましたか」と実習指導者から質問され, ディスカッションができる. 具体的でなければ, 実習指導者の質問は,「どう考えますか」と, プログラムをディスカッションする手前の質問にとどまり, 症例のディスカッションとしては成立しない.

⑥ クリニカルクラークシップ（CCS）に関して

- CCSとは, 実際に診療に参加し, その経験を通して学ぶ実習形式である.
- 本書は, 筆者が今までの学生指導や新人PT指導の経験から，運動器障害の理学療法について学生が理解しやすいと感じた内容をまとめたものである．そのためCCSの実習形式にしていないが，PTの臨床場面における実際の思考や，膝や股関節疾患などを想定した具体的な検査測定・治療のコツを紹介している．

- CCS形式の理学療法の臨床実習においても，臨床のPTが実施しているプログラムを行う理由や考え方について，考えるきっかけになることを期待している．また，PTが検査測定を行う際に体の使い方などを工夫している点も，本書を通して学び，見学時の気づきに役立ち，実践に結び付けることができればと思う．

⑦ 具体的な治療の考え方（まとめ）：「これでき」＝STG

- **関節可動域（ROM）制限を問題とした場合**は，STGができないのはなぜかを考える．

☑一つの関節のどの方向の制限であるかまで問題を絞り，優先順位をつける．
☑なぜ曲がらないかの理由，問題点を考える．
☑伸張性低下もしくは拮抗筋の短縮に由来するものか，シンプルに考える．
☑そこから目的の部分の伸張性，柔軟性を増やす方法を，その症例に合わせて考えればプログラム立案となる．また，患者さんが自らできるストレッチなどの方法で工夫して決めれば，セルフプログラムの立案となる．

- **筋力低下を問題とした場合**は，STGができないのはなぜかを考える．

☑どの筋（もしくは膝伸展などの運動方向の筋群）の筋力低下が問題なのか，原因を絞る．
☑その筋がどのような条件であれば収縮が強く得られるか，肢位や角度を変えて確認する．筋を触診して筋収縮がしっかりと得られているかを確認する．
☑筋が最も収縮する方法がわかれば，その方法がプログラムとなる．
☑その次の応用としては，目的動作を意識した肢位の運動に結び付けていく．たとえば，開放運動連鎖（open kinetic chain：OKC）から閉鎖運動連鎖（closed kinetic chain：CKC），単純なスクワットからトイレの立ち上がりを意識した下肢の関節角度設定である．

• **動作のやり方を問題とした場合**は，なぜ今のやり方ではできないか，理由を考える．

☑次にどうしたらできるかを考える．
☑足の位置を変えると立ち上がれる，ベッドから車椅子に移るときに下肢に回旋が起きないようにする（回旋で痛みがある場合），少しずつ移動方向へ体を向けることで関節にかかる回旋ストレスを減らす，などである．
☑動作の工夫でSTGができるようであれば，その過程の練習は個別プログラムとなる．その先には，環境を整備することも出てくる．

• **疼痛を問題とした場合**は，痛みの原因を考える．

☑直接，痛みを治療することは簡単ではない．
☑術後の創部などの痛みの部位に対しては，手術時の侵襲を考慮し，解剖学的に考え，その部位にストレスがかからない動作の方法を考える．

☑疼痛部位に過度のストレスがかかっていると考える場合は，その原因，たとえば隣接する関節の柔軟性を改善させることも考えていく．

- 以上のように，STG（＝これでき）ができない理由から具体的に何をしたらよいかまで，優先順位を決めて考えればテーラーメイドプログラムになる．筆者の考える，PT の臨床における思考過程を紹介した．

2章

問診

① 事前に調べること

- 明日から○○疾患の症例の見学，検査測定をすることになった．
- どのような情報を事前に収集するか．
- カルテから情報を得る．

基本情報：年齢，身長，体重，家族構成など．

現病歴，併存疾患，既往症，合併症：

☑現病歴：骨折の場合は術前の牽引実施の有無，転倒による骨折の場合はどのように転倒したかを確認．

☑併存疾患：術前の投薬と関連する．治療内容，理学療法を実施するうえでの注意点を確認．併発している病気．

☑既往症：症状残存の有無を確認．これまでに罹患した病気や外傷で，現在は治癒しているもの．

☑合併症：ある病気が原因となって起こる別の病気，または手術や検査などの後，それらがもとになって起こる病気（手術や疾患の発症により生じたもの）．

薬：

☑術前の薬は併存疾患を治療するための薬．

☑術後（現在）の薬は，術後管理が含まれることも考慮．

画像（X 線）：

☑骨皮質の厚さ．

☑骨折の場合：骨折のタイプ（骨折線，パーツ：骨折がいくつの部位に分かれたか，転位の有無，安定型，不安定型）．

☑変形性関節症の場合：1 年前など，以前の画像と比較．

血液データ：高齢者や運動器疾患の場合

☑炎症：白血球，C反応性蛋白（CRP）

☑貧血：ヘモグロビン（Hb）

☑栄養：アルブミン，総蛋白
☑血栓の存在：D-ダイマー
☑併存疾患で腎疾患，肝疾患，糖尿病などがあれば，それぞれに必要な血液データを確認する.

• 教科書や文献から疾患について調べる.

疾患：その疾患の原因，症状，治療，二次的障害.
☑症状が理解できれば，術前の状態で適切な問診が可能となる.
☑二次的障害について理解していれば，問診で質問ができる（例：変形性股関節症に腰痛が合併することが多いとすると，その患者さんに問診するとき「腰は痛くないですか」と聞く必要性もある）.
手術：一般的予後（経過），術式（内容，禁忌，適応），理学療法を実施するうえでの注意点.

• 可能であれば，手術記事を電子カルテから確認する.

☑荷重スケジュールやリハビリテーションのスケジュールを確認し，その施設のクリニカルパスと同じであれば，手術による固定性などが良好であると考える.
☑骨折の場合は，固定性の記載もあることが多い.

• どのような経過で現在に至ったか，時系列で整理しておく.
• 情報収集をふまえて，カルテなどに記載されていない情報を問診より聴取する.

② 問診の流れ

a）自己紹介

- 「おはようございます」などの挨拶.
- 「○○校から来ました実習生の△△と**申します**」.「申します」のほうが,「です」より，ぐっと印象が良くなる.
- 患者情報を持ち合わせた問診を行う（手術日など当然知っている情報は，知っていることを前提に話す).

☑例1）2週間前に膝の手術を行われたと思いますが，現在，お膝は痛みますか？

☑例2）昨日は熱があったようですが，今日は大丈夫ですか？

☑患者さんは，自分のことを知ってくれているとわかると安心感が増す.

b）本日，患者さんにお願いしたいことや検査測定の内容

- 検査にかかる時間を，おおよそでも伝えると患者さんが安心する.

☑例）「手術前に困っていたことなどを伺うために，お時間をいただきたいと思います．20分くらいを予定していますが，途中でもし体調が悪くなったり，痛みが強くなったりしたら，無理せずいつでもお知らせください」

c）本日の体調

- 「今日の体調はいつもとお変わりないですか？」
- 「体調は，とくに問題ありませんか？」

☑プラスアルファで，

「今朝の食事はよく食べられましたか」

（ア）食欲がなく栄養状態が悪いかもしれない．

（イ）栄養状態の血液検査をみたほうがいいかもしれない．

「昨日はよく眠れましたか」

（ア）眠れない理由は痛み，その他何かあるか．

（イ）手術箇所以外の必要な情報が得られる（手術したのは膝だったが，腰痛で眠れないなど）．

d）主訴

- いつのことを尋ねるのか，はっきりさせる（現在か術前，もしくは入院前のいつのことか）．
- 「今いちばん困っていることは何ですか？」は現在についての問いとなるが，入院中であれば「入院していて，今いちばん困っていることは」と問診すると，わかりやすい．
- 主訴を尋ねたら「家族にも病人がいて」など，直接理学療法実施と関係が少ない返事をされることがある．理学療法として治療対象となる内容を聞く必要があるので，「どのような動作・日常生活が困っているか」と具体的に聴取するとよい．なお，先の「家族に……」のように，実際に患者さんが悩まれていることも重要な情報である．

e）既往症

- 「今まで大きな病気やけがを患ったことはありますか？」
- 可能なら疾患名・時期・部位・治療内容などを聴取する．
- 既往症の治療が完了していても，現在の ADL などに影響していないかを確認する．

f）併存疾患

- 「ほかに治療されている病気はありますか？」
- 「いつも飲んでいるお薬はありますか？」

g）現病歴

- 発症したのはいつか，どのような状況での発症か，治療経過を確認する．
- カルテ情報を合わせて経過を整理する．

h）その他

- 人工膝関節全置換術（TKA），人工股関節全置換術（THA）などは予定の手術である．

☑困ることがあったために，手術をしたと考える．
☑その困っていたことを，しっかりと問診する．

- 骨折などは急に起きた外傷である．

☑骨折前の状態をしっかりと問診する．
☑骨折前に困っていたことがあれば，今回はそれに骨折が加わることになる．

③ 重要なポイント

- 前記の「自己紹介」から「本日の体調」はいつも最初に話し，「主訴」から「現病歴」はそのときの問診の流れで順不同で構わない．
- この「主訴」「既往症」「併存疾患」「現病歴」という順番に決めて問診をすると，スムースな導入となることが多い．
- 相づちや，「それは大変でしたね」などの共感の言葉は重要．
- 問診から今後の評価・治療に結び付ける情報を得る，という気持ちで行う．

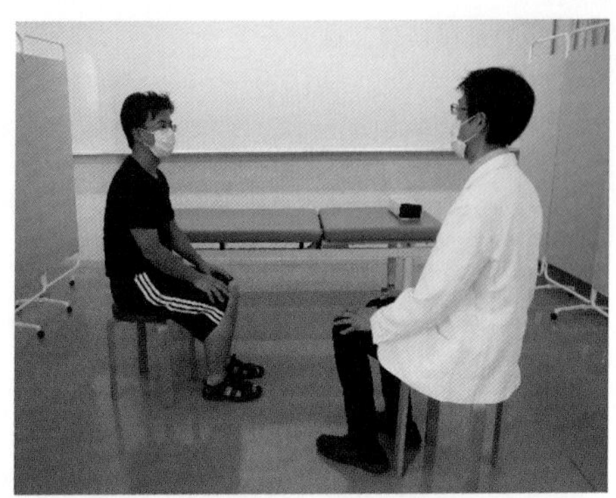

図3　問診では斜め前に座ると圧迫感が少ない（ソーシャルディスタンスに注意）

- 一度ですべて問診できなくても，検査測定時に問診をしながら進めることもできる．

④ 問診時に知っておきたいテクニック

- メモをとる場合も，患者さんに事前に「メモをとらせていただいてよろしいですか」と伝えると好印象．
- 座る場合も，一言「座らせていただきます」と伝える．
- 座る位置は適切か．

☑目線の高さ，椅子の位置（正面よりもやや斜めに座るとよい），症例との距離間，左右どちらが聞こえやすいか．
☑ソーシャルディスタンスも考慮する（図3）．

- 一度に2つの質問をしない．一つずつ具体的に聞く．
- 話題を変更する場合は一言，断りを入れる．

重要「話は変わりますが……」こちらの問診したい内容をしっかりと聴取するために必要．

- 問診の最後には，謝辞を言う．

⑤ 治療に結び付けるための問診

- 痛みがある患者さんには，痛みの部位を具体的に確認する．

☑「痛い場所を指で差していただけますか」
☑その部位を確認するため触診を行う（解剖学的な部位の確認）．
☑その場合は「その部位を触らせていただいてもよろしいですか」と確認してから触る．いきなり「ここですか」と触らない．
☑痛みの検査は別途行うとして，おおよその痛みをNRS（numerical rating scale；0～10点）で確認するとよい．
☑痛みがどのような動作，関節方向で生じるか，その場合どこが伸張し，どこが短縮もしくは収縮が起こるかを考える．そこから，さらなる検査測定，治療に結び付ける．

⑥ 問診のまとめ（導入）

「こんにちは．○○校から来ました実習生の○○と申します．よろしくお願いいたします」
「今日は，今回の膝の手術について，今後の理学療法（リハビリテーション）に活かすため，いろいろとお話を聞かせていただきたいと思います．おおよそ20分くらいですが，よろしいでしょうか」
「今日の体調はいつもとお変わりないですか」
「途中でもし体調が悪くなったり，痛みが強くなったりしたら，無理せずいつでもお知らせください」
「椅子に座らせていただきます」
「それでは早速ですが……」

⑦ 他部門情報（主治医・看護師からの情報収集）

- 主治医には，**対象疾患の基礎知識を再確認したうえで尋ねる**.
- 手術記事を事前に確認しておくとよい.

☑術式，切開した筋，脱臼肢位
☑術中可動域
☑合併症
☑スケジュール（クリニカルパス）の変更があるか，あればその理由

3章

検査測定の前に

① 患部，術創部の視診と触診

a）検査を始める前に，患部，術創部を実際に視診する

- 患部の視診をする場合には，部位によりカーテンやバスタオルなどを利用して，患者さんが恥ずかしくならないように配慮する．
- 声をかけてから視診する．「傷を見せていただいてもいいですか」
- 創が包帯やガーゼなどで覆われ，確認できないことがある．それを外してもいいかは実習指導者に確認する．
- 創の部位を確認し，切開した筋を想定する．その筋や組織が収縮，伸張するときに痛みが出現すること，またROM制限の因子にもなりうることを予想する．

b）創を見ることができた場合

- 創やその周辺の皮膚の状態を確認する．
- 炎症（発赤，熱感，腫脹）の部位を確認する．
- 痛みと炎症の部位が同じか確認する．
- MMT（manual muscle testing）やROM（range of motion）検査を行うときに，気をつける必要のある部位（創の部位に触れてもよいか）として認識する．
- 触診する場合は，「触れてもいいですか」と確認する．

触診の仕方（熱感の確認）

☑手指の**背側**で確認（手掌側では自分の体温でわかりにくいため）（図4，ビデオ001）．

☑**左右差をみる**．

② 検査測定の前に確認できるとよいこと

- 安静時の痛みの確認（部位，NRS）．

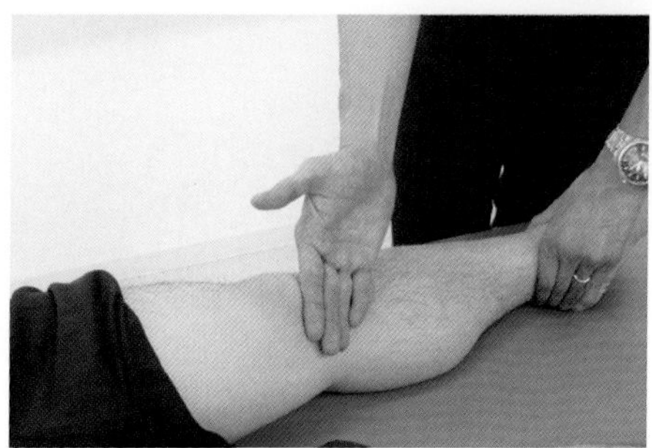

▶001

図4　**触診の仕方**

- 座位で問診を行う場合，足底が床についている，もしくは車椅子の場合は，フットレストに安定して乗っていることを確認（疼痛への配慮）.
- トランスファーを行う前に，実際の移乗能力を確認.

☑病棟や自宅で，実際にトイレはどのように行っているかを尋ねると，おおよその運動機能を予測できる.
☑「一人で，車椅子でトイレに行って，自分で用を足して戻ります」という返事ならば，車椅子とトイレ間の移乗ができることがわかる.

- ベッドの上で足を上げること（SLR）ができるか.

☑トランスファーや体動時に下肢を支える必要があるか，わかる.

4章

膝関節，股関節症例に対する ROM 検査と MMT

この章では症例とその時の状態を具体的に示して，患部やそれ以外の部分のROM，MMTの計測を，具体的に写真を用いて説明する．

☑本書のROM検査は，原則自動運動．しかし，疼痛や筋力低下がある場合は自動介助運動とする．
☑ROMの計測時は「もう少し伸びますか」や，「もう少し曲がりますか」の一言で最大に近い角度を得られるようにする．最終域の保持を指示することも本書では，自動運動として記載している．

4-1 人工膝関節全置換術（TKA）後

A. 急性期の下肢ROM検査

症例：右膝関節伸展－20°，屈曲70°，extension lag 20°，股関節ROM制限なし，SLR不可，腹臥位・立位がとれない状態を想定（術後初期～1週以内）

①移乗

a）車椅子からベッドに移る（図5，ビデオ002）

- 実施する前に足を挙上できるか確認する．たとえば，座位からの膝伸展や，下肢全体を車椅子の面から浮かすこと，など．
- 痛みが少なく持ち上げることができれば，下肢を挙上するときの介助は不要と考える．
- 車椅子座位からの下肢挙上で痛みがある場合は，膝窩部に

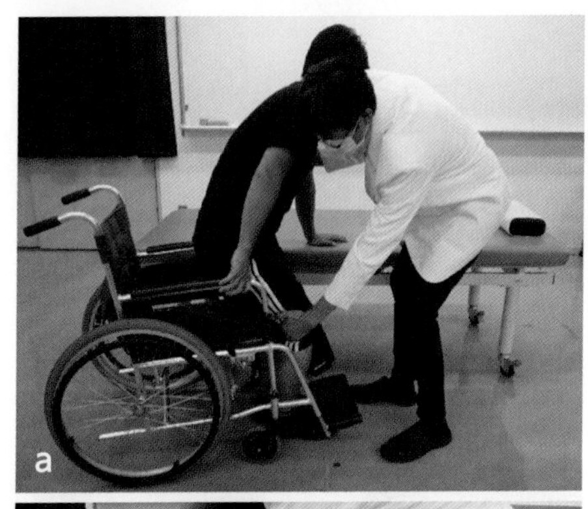

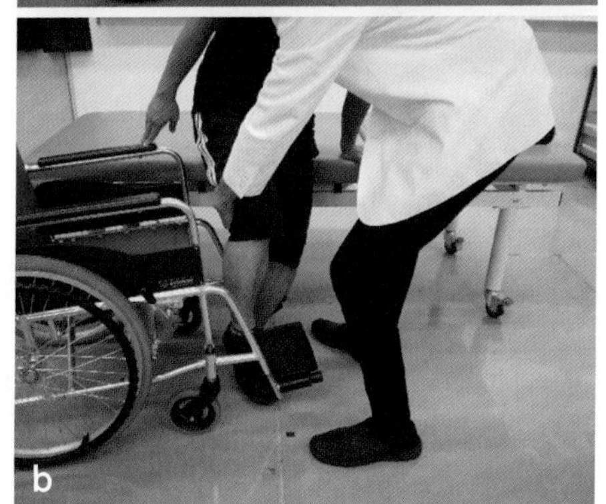

▶002

図 5 移乗：車椅子からベッドへ移る

手を当てて軽度屈曲位を保持しながら行うとよい（**図 5-a, b**）.

b) ベッドに背臥位になる

- 患者さんが，端座位からベッドの上に背臥位になるよう移動してもらう.
- 膝窩部と足首を持ち，膝の角度は患者さんが楽な角度（軽度屈曲位であればそのままの角度）を維持する.

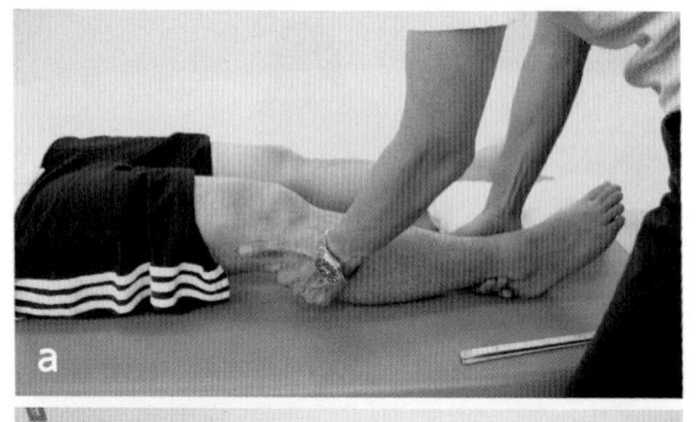

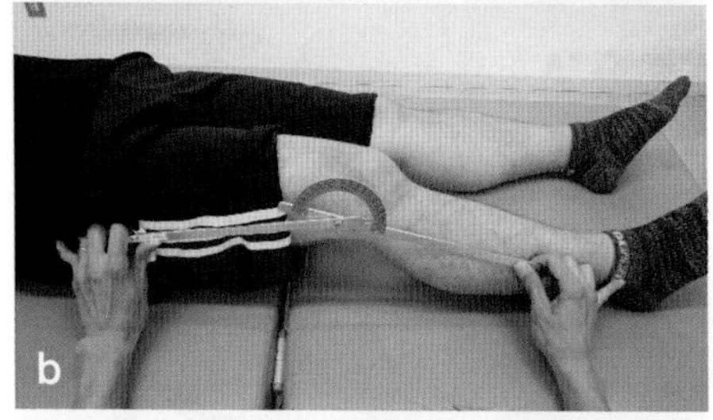

図6　TKA術後症例（急性期）膝関節伸展ROM検査①

- 背臥位になる場合，下肢全体が伸展し膝窩部をベッドにつけることができるか確認する．
- できなければ，膝窩部にタオルなどを入れ軽度膝屈曲位を保持する．
- 事前にそれを予想してタオルなどを用意しておく．

② 膝関節ROM検査

a）膝関節伸展ROM検査①（図6，ビデオ003）

- 膝関節伸展－20°のため，背臥位で計測．
- 「膝が伸びる角度を測らせていただきます」と声をかける．
- 患者さんには膝関節伸展ができるところまで伸展してもらう（図6-a）．角度計を使用する前に，目測で膝伸展角度

▶004

図7　TKA 術後症例（急性期）膝関節伸展 ROM 検査②反張がある場合

を確認する（おおよそ伸展－20°など）.

- その位置（軽度膝屈曲位）で疼痛なく保持できれば保持してもらい，角度を測る（図 6-b）.
- 患者さんが最大膝伸展位（軽度膝屈曲位）の保持ができない場合は，タオルを膝窩部に入れるとよい．ただ，タオルが厚すぎると正確な角度が測れない.

b）膝関節伸展 ROM 検査②　反張がある場合（本症例とは別の症例を想定）（図 7，ビデオ 004）

- 反張がある場合は踵の下にタオルなどを入れて，膝を過伸展して計測する.

c）膝関節屈曲 ROM 検査（図 8，ビデオ 005）

- 急性期で術創部の疼痛が強いため，背臥位で計測する.
- 図 8-a のように，踵部をベッドにつけながら，膝を可能なところまで屈曲してもらう.
- PT は患者さんの足首を持ち，もう一方の手（図 8-a では PT の左手）を膝窩部に入れて**膝を下から上へ持ち上げるように屈曲をアシスト**する．足の重さを補助するため，患者さんの負荷が軽減する（図 8-a）.

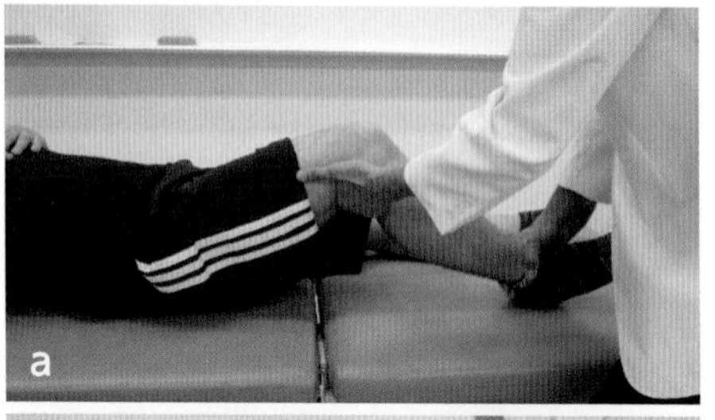

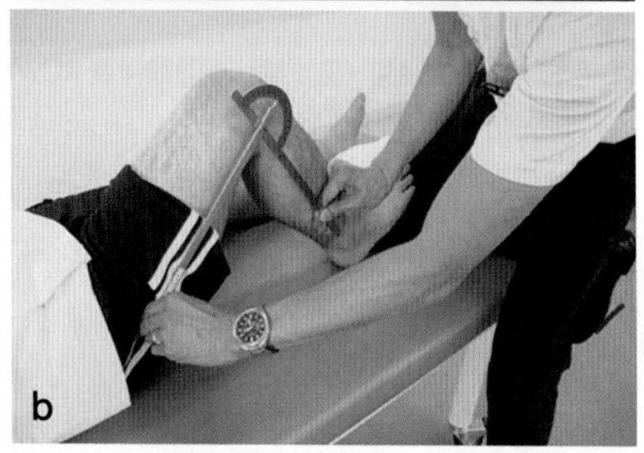

▶005

図 8　TKA 術後症例（急性期）膝関節屈曲 ROM 検査

- 再度，「いちばん曲がるところまで曲げてください」と声をかける．
- その位置で保持できれば，保持してもらう．
- 保持が難しい場合は，PT の大腿で患者さんの足底全体を固定する（**図 8-b**）．

☑「もう少し曲がりますか」という質問で最大可動域を計測するとよい．
☑ ROM 検査時に基本軸，移動軸が合っているかを，なるべく横から見て確かめる．
☑膝関節屈曲保持中に股関節の外旋が生じやすいので，角

図 8　つづき

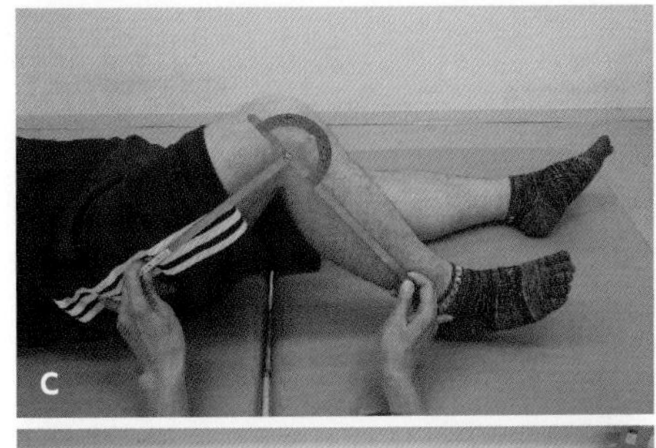

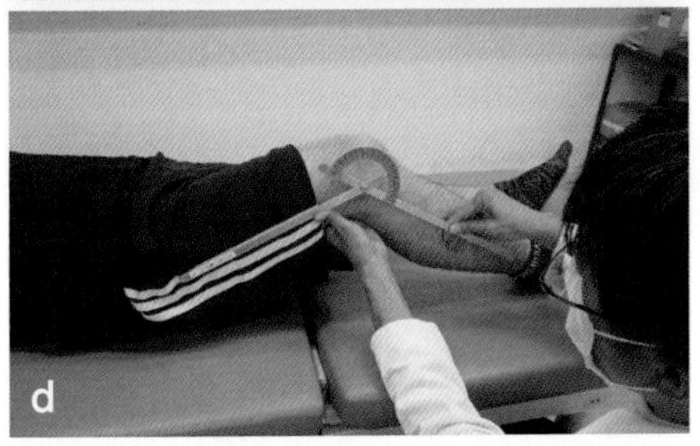

度計を持っている手でそれぞれ大腿部，下腿部を支える．

- 角度計は，下肢に押し付けず少し浮かした状態で計測する．

☑角度計の両端を保持すると PT の小指で大転子，外果を触れることも可能（図 8-c）．

☑屈曲制限時に痛みがある部位の確認などは，ROM 検査とは別に屈曲しながら問診するとよい．「痛みがあるのはこの辺りですか」と，触診しながら屈曲時の疼痛部位を確認する．

- 屈曲が**図 8-d** のように 30〜40° 程度で屈曲保持が難しい場合は，膝窩部を下から支えて計測する．

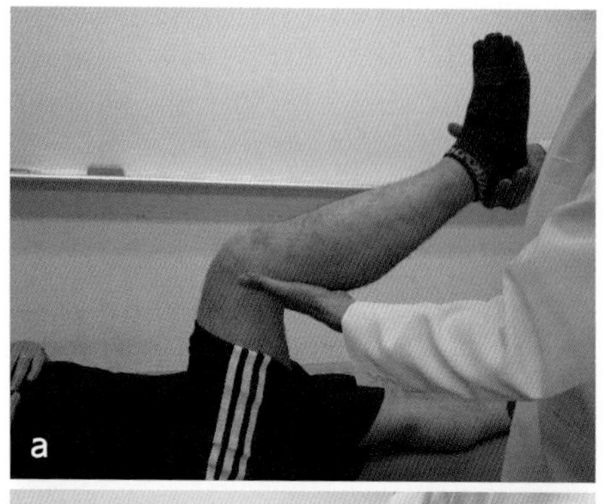

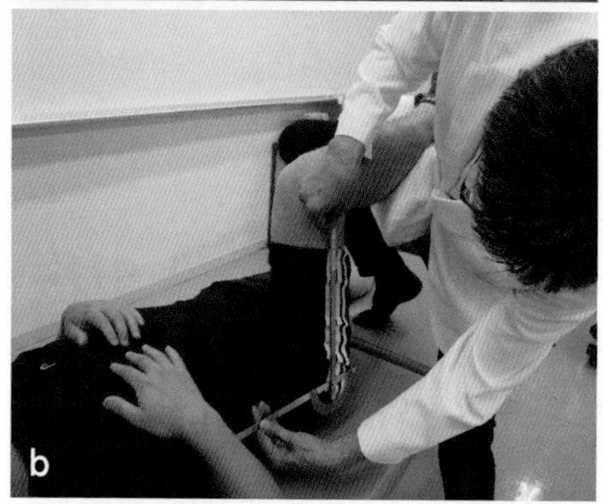

▶006

図9　TKA術後症例（急性期）股関節屈曲ROM検査①

③ 股関節ROM検査

a）股関節屈曲ROM検査（図9，10，ビデオ006，007）

- 本症例では膝屈曲が70°のため膝窩部と足首（踵）の両方を保持して，膝の痛みが出ないように膝関節を70°未満の角度にして保持する（**図9-a**）．
- 反対側の膝が伸びていることを確認する．
- PTの大腿部に枕などを置いて，膝関節角度（本症例では

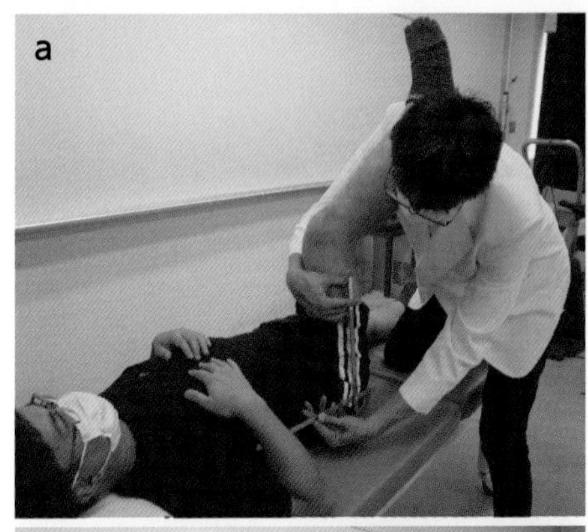

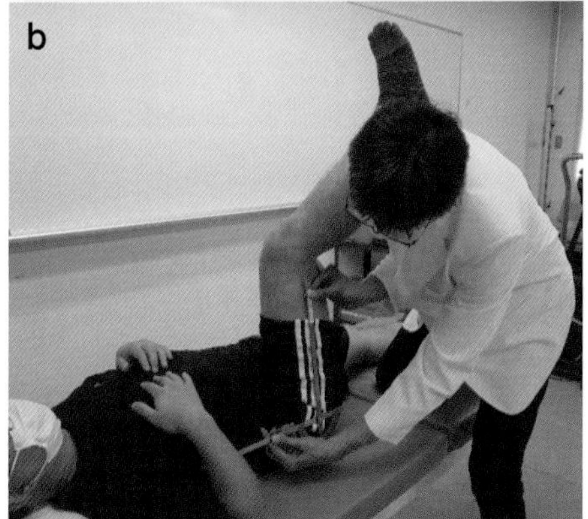

▶007

図 10　TKA 術後症例（急性期）股関節屈曲 ROM 検査②肩に載せる方法

屈曲 70° 未満）を維持しながら，股関節屈曲角度を計測する（**図 9-b**）．

- 膝関節屈曲制限の角度によっては，下肢を肩で支える（**図 10**）．

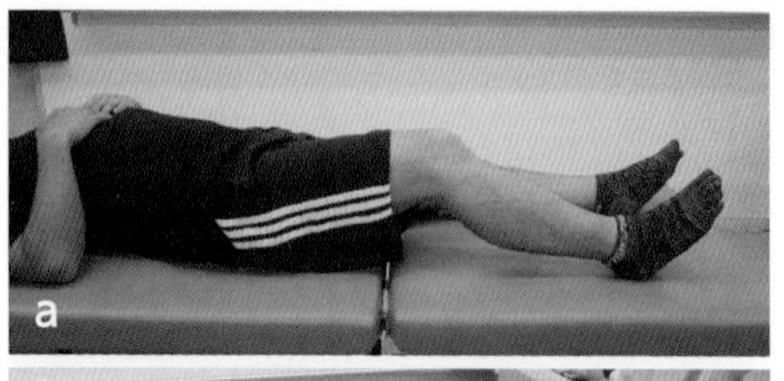

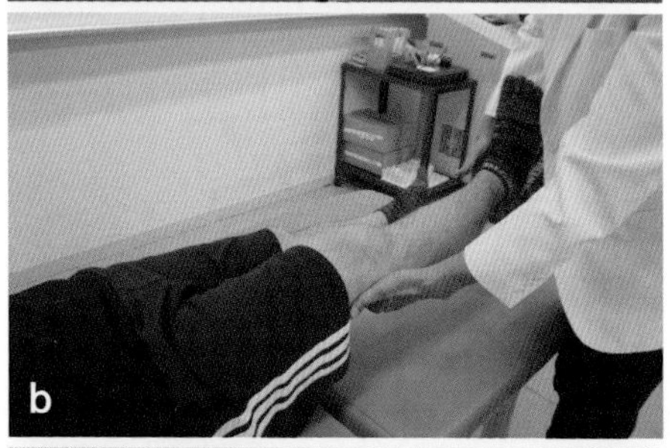

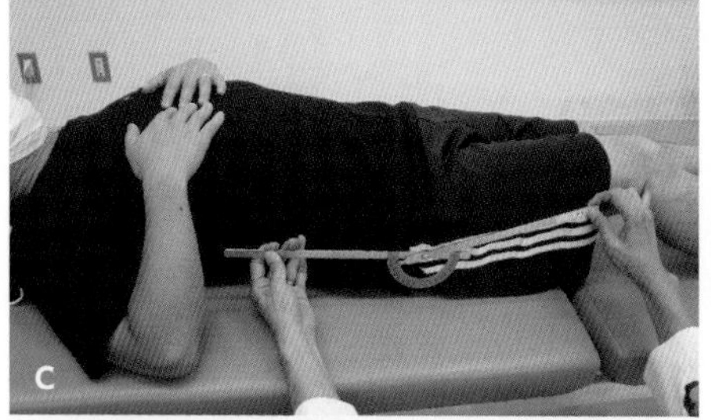

▶008

図11　TKA術後症例（急性期）股関節伸展ROM検査①背臥位①

b）股関節伸展ROM検査①　背臥位①（図11，ビデオ008）

- 腹臥位で計測できるか確認する（股関節伸展制限があり，マイナスの場合は腹臥位がとれないことがある）．
- 背臥位で下肢を伸展した場合，膝関節，股関節どちらかに伸展制限があると，どちらの関節も屈曲位となる（**図11-**

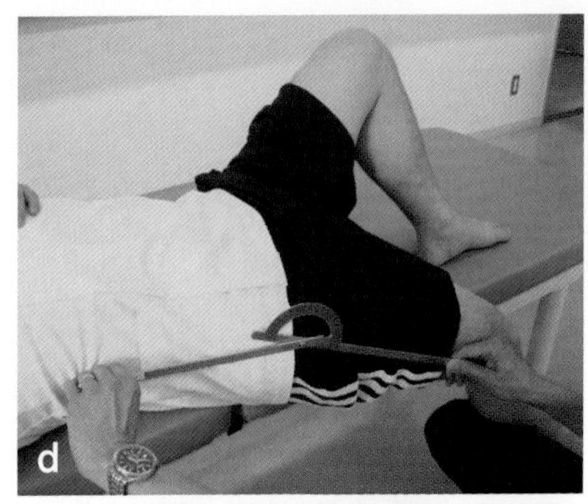

図11　つづき（TKA術後症例（急性期）股関節伸展ROM検査②背臥位②）

a）.

- 膝関節を伸展方向に動かして膝関節伸展制限がない，もしくは少なければ，股関節の伸展制限に影響を受けた膝，股関節屈曲と判断できる（**図11-b**）.
- 膝関節伸展制限がない場合は，背臥位の状態で股関節伸展角度を計測し，背臥位で計測したことを記載する（**図11-c**）.

c）股関節伸展ROM検査②　背臥位②

- 股関節伸展制限はないが腹臥位がとれない場合，背臥位もしくは側臥位で行う.
- 背臥位の場合は，計測側の下肢をベッドの端から垂らして股関節伸展を行う方法もある（**図11-d**）．この際は背臥位で計測したことを記載する.
- 反対の膝関節を屈曲位にすると腰椎の過伸展を防止できる.

d）股関節伸展ROM検査③　側臥位（**図12**，**ビデオ009**）

- 側臥位の場合は，股関節伸展に伴い，骨盤体幹が回旋し背臥位に戻る代償が加わるので，骨盤部をPTの大腿（**図**

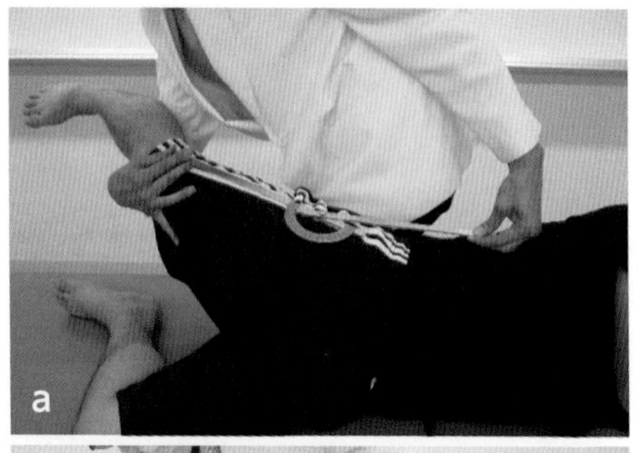

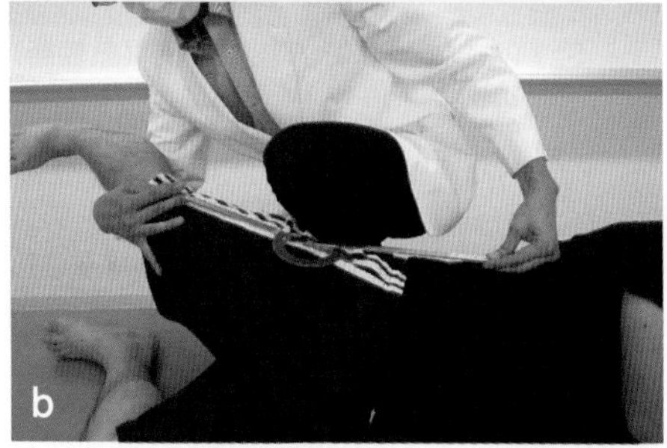

▶009

図12　TKA術後症例（急性期）股関節伸展ROM検査③側臥位

12-a）や下腿（図12-b）で固定するとよい．

- 腰椎の過前彎に注意する．

e）股関節外転ROM検査（図13，ビデオ010）

- 膝窩部と足首（踵）を保持して股関節が外旋しないように動かす（図13-a）．
- 股関節が外旋してきた場合は，ほぼ最終可動域であることが考えられる．
- 本症例は膝関節伸展ROM −20°のため，膝屈曲位に保って測る．
- 本症例の股関節伸展ROMは正常であるため，股関節屈伸

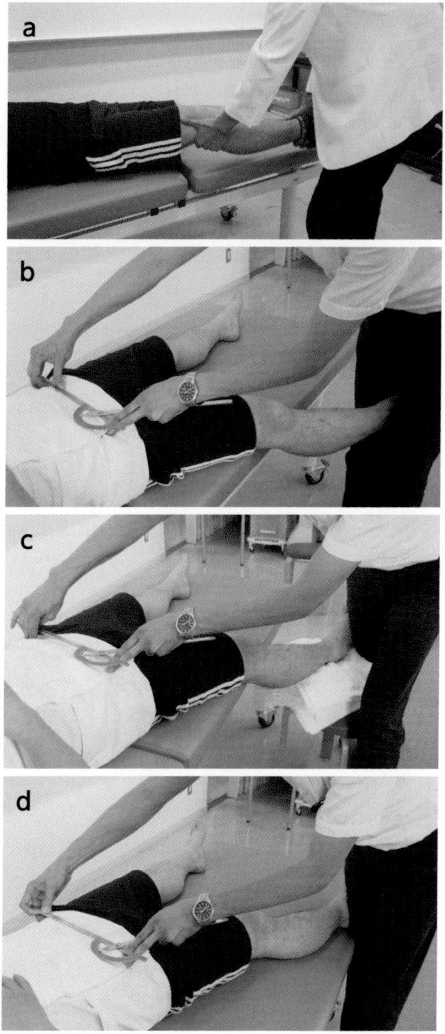

a

b

c

d

▶010

図 13　TKA 術後症例（急性期）股関節外転 ROM 検査

0°の面で角度を測る．

- 事前に，PTの大腿で患者さんの下肢を挟ませてもらってよいか確認する（**図13-b**）．
- 両上前腸骨棘を触診して角度計を当てる．骨盤の代償（挙上など）が起こっていても，両上前腸骨棘に合わせれば正しい角度を計測できる（**図13-b～d**）．
- 椅子を用意して足部を椅子の上に載せることも可能（**図13-c**）．
- ベッドの反対側に寄ってもらい，両下肢をベッド上に載せた状態で計測することも可能（**図13-d**）．
- その場合，膝関節伸展制限があると股関節も軽度屈曲位となる．

f）股関節内転ROM検査（図14，ビデオ011）

- 患側下肢は健側の下を通す．健側の膝は屈曲し，患側は膝に痛みがあれば膝窩部にタオルを入れる（**図14-a**）．
- 外転同様に，両上前腸骨棘を結んだ線上に角度計を合わせて計測するが，内転した下肢が外転して戻ってくるようであれば，**図14-b**のようにPTの足で外転の戻りを止める．
- ベッドの上に載って計測することになるため，「ベッドに上がらせていただきます」と伝えるとよい．

g）股関節外旋ROM検査（図15，16，ビデオ012，013）

- 両上前腸骨棘を結んだ線とベッドの長軸が垂直になる位置で背臥位となってもらう．つまり，患者さんにベッドに対して真っすぐに寝てもらう（**図15-a**）．
- 本症例では股関節には制限がないため，必ず股関節90°屈曲位にして角度を測る．
- 患者さんに合わせて，膝屈曲70°で下肢の重さを支えて（PTの大腿に載せるなど）実施する．膝屈曲70°以下の場

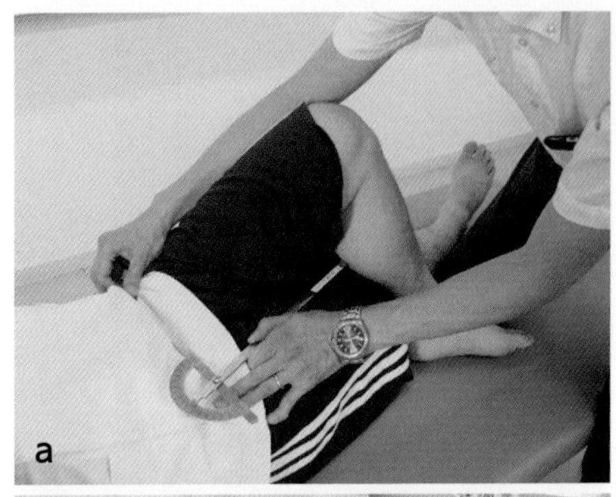

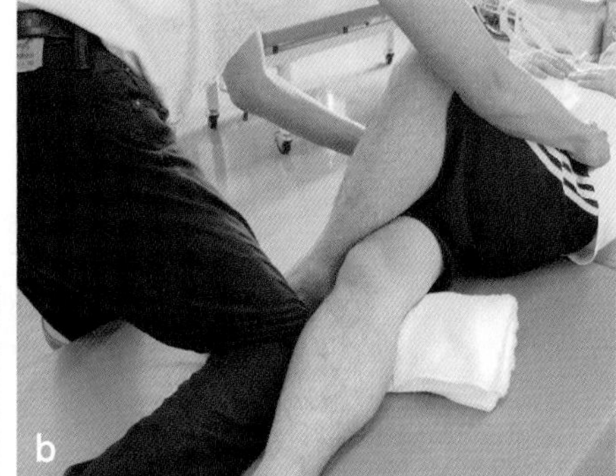

▶011

図 14 TKA 術後症例（急性期）股関節内転 ROM 検査

合は，タオルなどを大腿の上に載せて，タオルの上に患者さんの下腿を載せる（**図 15-b**）.

- 端座位で実施してもよい（軸が合わせやすい）．特に円背などがある場合は，背臥位よりも端座位のほうが計測しやすいケースも多い（**図 16**）.

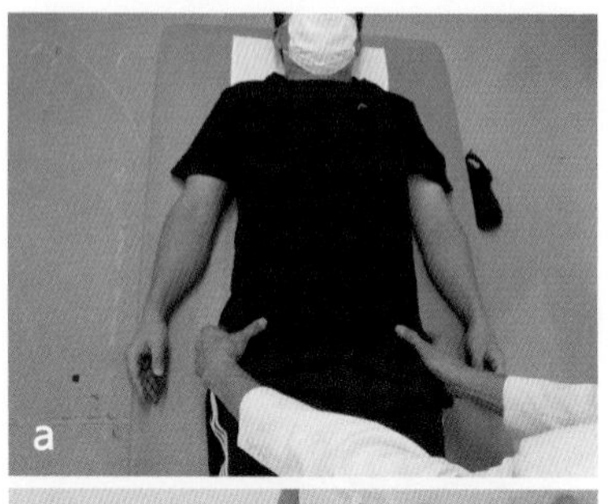

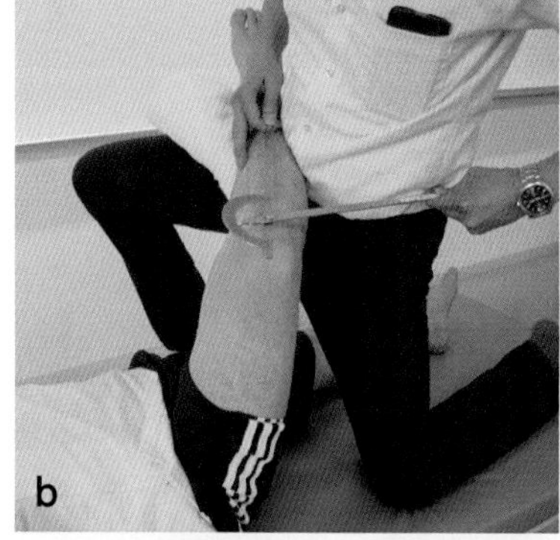

▶012

図15　TKA術後症例（急性期）股関節外旋ROM検査①

h）股関節内旋ROM検査（図17，18，ビデオ014，015）

- 外旋に準ずるが，PTが立てる足は外旋計測時の反対側となる（図17）．
- 外旋同様に，円背がある場合は背臥位より端座位のほうが計測しやすい（図18）．

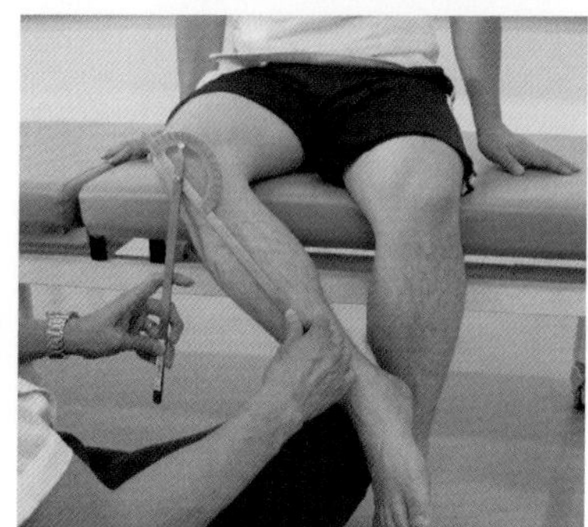

▶013

図 16　TKA 術後症例（急性期）股関節外旋 ROM 検査②座位

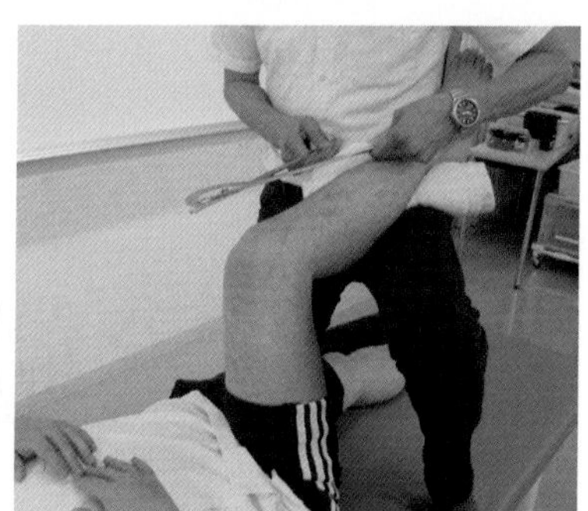

▶014

図 17　TKA 術後症例（急性期）股関節内旋 ROM 検査①

④ 足関節 ROM 検査

a）足関節底屈 ROM 検査（図 19，ビデオ 016）

- 底屈角度が大きいと腓骨頭から外果の基本軸，移動軸がずれる（交点が足尖方向に移動する）ので注意する（図 19-a）.
- 角度計が床に当たるときは，角度計のどちらか一方の軸の

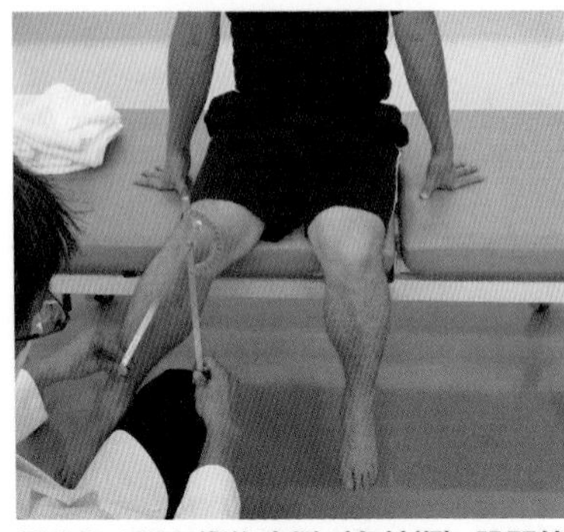

図 18　TKA 術後症例（急性期）股関節内旋 ROM 検査②座位

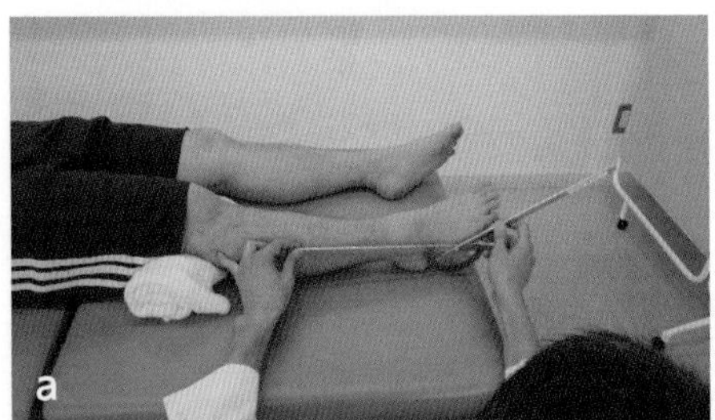

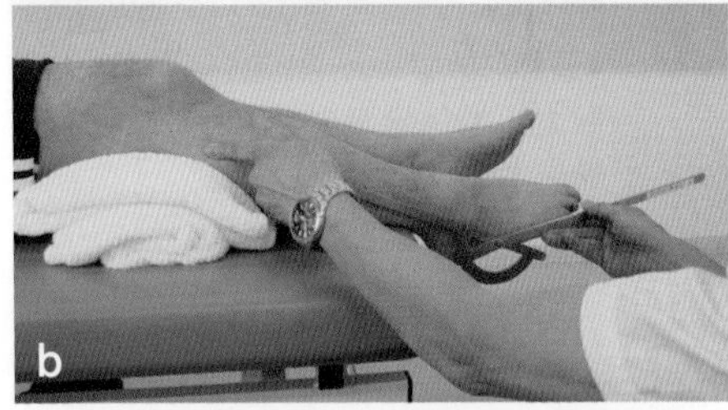

図 19　TKA 術後症例（急性期）足関節底屈 ROM 検査

みを平行移動させる（**図 19-a** は少しであるが，腓骨の基本軸を上方に移動させている）.

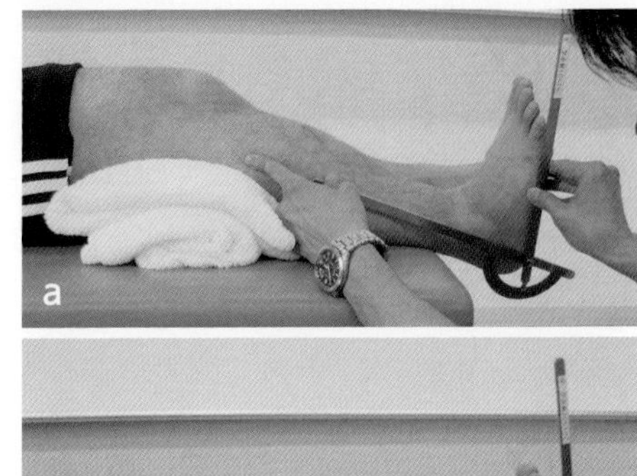

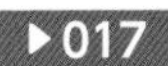

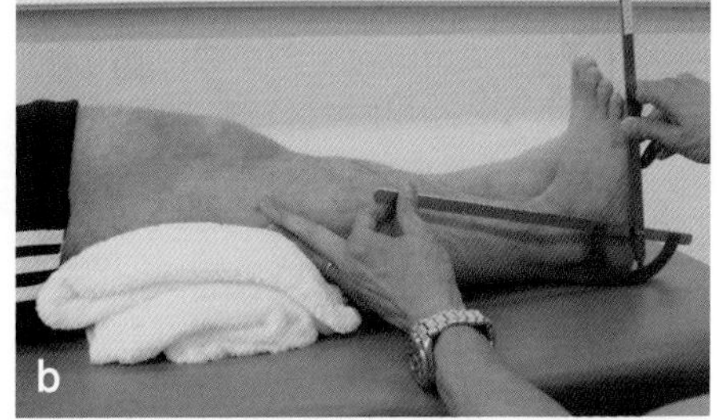

図 20　TKA 術後症例（急性期）足関節背屈 ROM 検査

- 背臥位で膝窩部から下腿にタオルなどを入れ，膝関節軽度屈曲位にして足先をベッドから出してもらうと，角度計がベッドに当たらない（**図 19-b**）.

b）足関節背屈 ROM 検査（**図 20，ビデオ 017**）

- 底屈と同様に計測する（踵をベッドから出す，**図 20-a**）.
- 小趾球を少し押して背屈してもらうと，患者さんは運動方向がわかり，内反の代償が起こりにくい.
- **図 20-b** は，基本軸を上方に平行移動して計測している（踵がベッド上）.

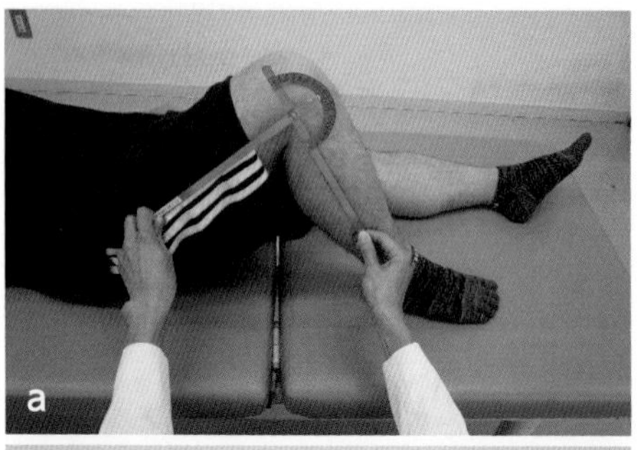

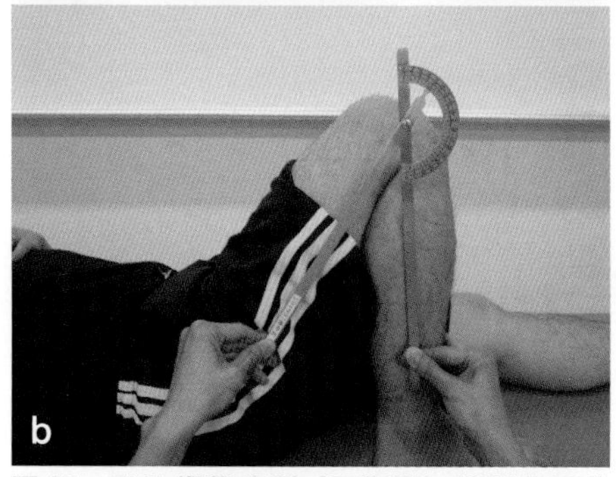

▶018

図21　TKA術後症例（回復期）膝関節屈曲ROM検査①背臥位

B．回復期の下肢ROM検査

> 症例：右膝関節伸展－10°，extension lag 10°，屈曲100°，SLRで膝に痛みなし，股関節のROM制限なし

① 膝関節ROM検査

a）膝関節屈曲ROM検査①　背臥位（図21，ビデオ018）

- 基本は急性期と同様．
- 急性期より膝の痛みが軽減していると予想されるため，

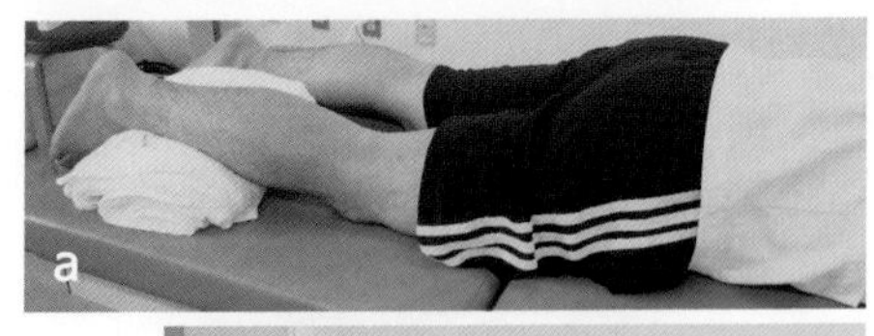

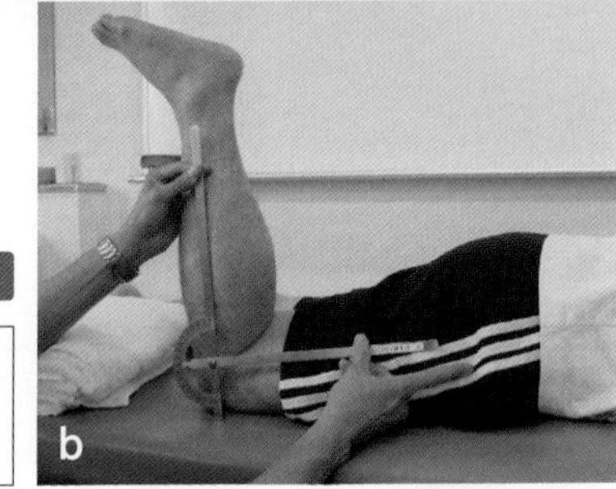

▶019

図 22　TKA 術後症例（回復期）膝関節屈曲 ROM 検査②腹臥位

しっかりと屈曲してもらう（**図 21-a**）.

- 本症例ではないが，膝関節屈曲角度が最終域近くまで曲がる場合は，基本軸と移動軸の交点が腹側（膝蓋骨に近づく方向）に移動する（**図 21-b**）.

b）膝関節屈曲 ROM 検査②　腹臥位（図 22，ビデオ 019）

- 膝関節は完全伸展できないため，タオルなどで膝屈曲位となるように支える（**図 22-a**）.
- まず，どのくらい曲がるか確認する.

☑痛みの確認などをするときは，患者さんの顔や目が見える位置まで自分が動く．腹臥位では顔を合わせにくいため，患者さんの不安を最小限にするよう，自分が動いて患者さんと一度は目を合わせる.

☑背臥位と腹臥位とで計測することにより，2 関節筋の影響を検討できる.

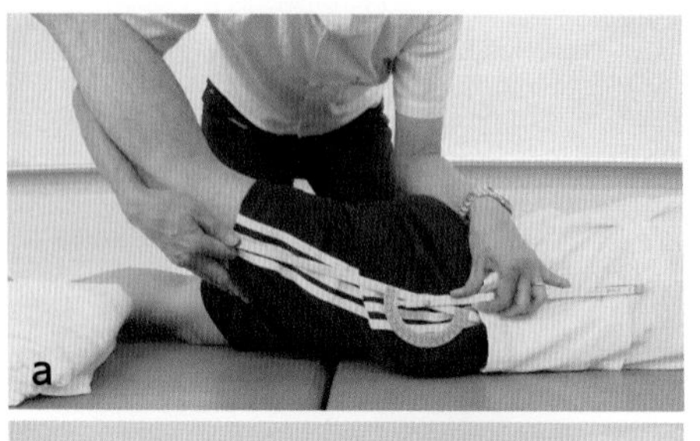

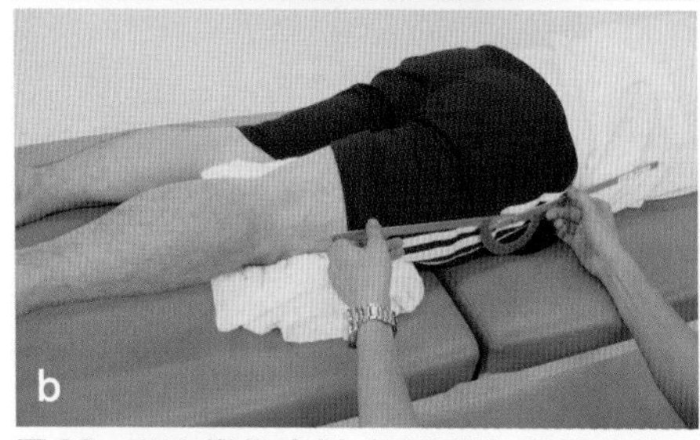

▶020

図23　TKA術後症例（回復期）股関節伸展ROM検査

②股関節ROM検査

a）股関節伸展ROM検査（図23，ビデオ020）

- 術創部の痛みが軽減していると仮定して，腹臥位で計測する．
- まだ創の痛みがある，股関節の伸展制限がある場合は，背臥位で行う（急性期と同様）．
- 腹臥位で計測する場合は，計測肢と反対側に立って計測する（図23-a）．
- まず，どのくらい伸展角度があるか確認する．
- 図23-aでは，PTの左前腕で骨盤を固定している．
- 自動運動で保持してもらい，角度を測る．図23-aでは，膝の部分から下腿にかけてPTの右前腕を通し，患者さん

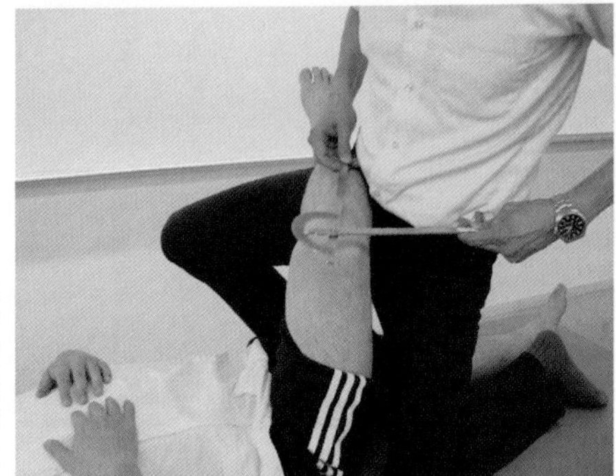

▶021

図 24 TKA 術後症例（回復期）股関節外旋 ROM 検査

の下肢の重さを支えている．術創部の痛みを確認する．

- 保持が難しい場合は，大腿の下に枕やタオルを入れて，正確な伸展角度となるように設定して計測する（**図 23-b**）．
- 大腿の下に枕やタオルを入れた場合は，計測側から計測する．
- 股関節伸展筋力が MMT 2 以下の場合は，自動ではできないため，受動で行う．背臥位で行う方法もある（急性期の説明と同様，**図 11-d**〈p.33〉）．

b）股関節外転・内転 ROM 検査

- 急性期と同様（**図 13**〈p.35〉，**14**〈p.37〉）．

c）股関節外旋 ROM 検査（**図 24**，**ビデオ 021**）

- 急性期と同様であるが，膝関節屈曲角度が改善し疼痛も軽減しているため，膝関節 90° 屈曲位で計測する．

d）股関節内旋 ROM 検査（**図 25**，**ビデオ 022**）

- 急性期と同様であるが，膝関節屈曲角度が改善し疼痛も軽減しているため，膝関節 90° 屈曲位で計測する．

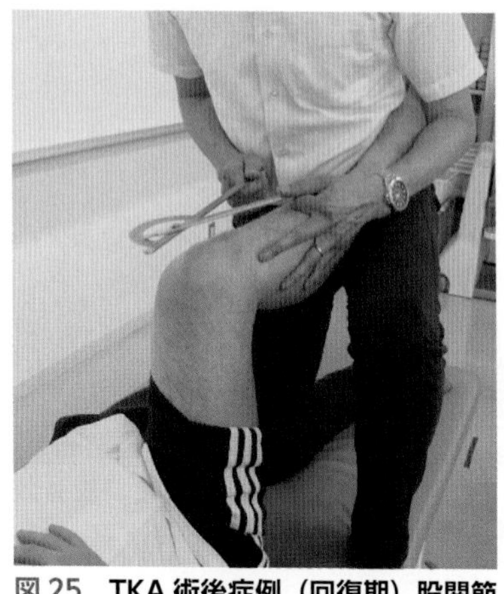

▶022

図25　TKA術後症例（回復期）股関節内旋ROM検査

- 計測側の骨盤が浮かないように注意する．

③ 足関節底屈・背屈ROM検査（図26，ビデオ023）

- 急性期同様に背臥位で計測することもよい（**図19**〈p.40〉，**20**〈p.41〉）．
- 膝の痛みが軽減しているので，端座位でPTの大腿部に患者さんの下腿後面を載せて，膝関節軽度屈曲位となるようにして計測する方法もある（**図26-a　底屈**，**図26-b　背屈**）．
- 両側を計測する場合は膝関節軽度屈曲時の角度を合わせる．

C. 急性期の下肢MMT

症例：右膝関節伸展−20°，屈曲70°，extension lag 20°，最終可動域を自分で保持できる，SLR不可，腹臥位・立位

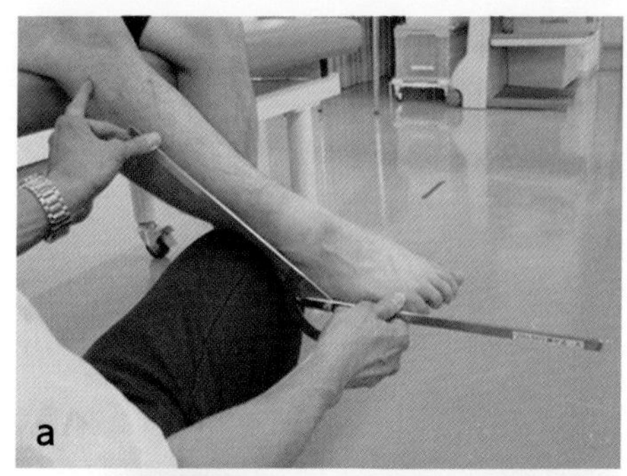

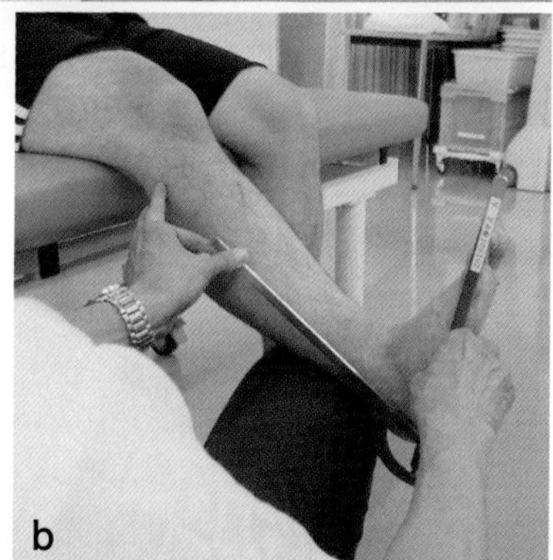

▶023

図 26 TKA 術後症例（回復期）足関節底屈・背屈 ROM 検査

（全荷重）がとれない状態を想定（術後初期～1 週以内）

☑急性期の MMT は，どの計測においても患者さんに保持をしてもらい，PT は緩やかに抵抗をかけていく．「少しずつ力を加えていきますね」のような声かけをする．

☑また，「痛みがありましたら力を抜いてください．私が

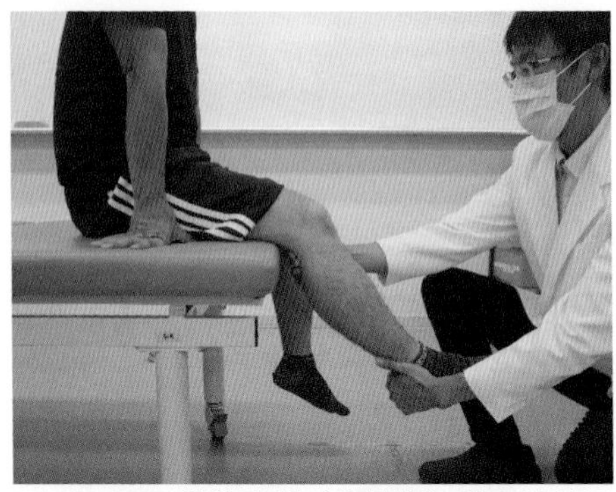

図27　TKA 術後症例（急性期）膝関節伸展 MMT ①

足を支えますから」のような声かけも重要である．PT 自身が常に支える状態にあるかを考えながら，MMT を実施する．

☑「力を入れますよ．1，2，3　ハイ」や「せーの」などの声かけでは，患者さんはどのくらいの力が加わるかわからないため，痛みが出るかも，と不安を招くことになりうる．

① 膝関節 MMT

a）膝関節伸展 MMT（図 27，28，ビデオ 024，025）

- 下腿近位後面と踵を持ち患者さんの下腿の重さを支えると，患者さんは安心する（図 27）．
- その状態から深めに端座位をとってもらう．
- 下腿後面とベッドのあいだに，PT の手の厚さが入る程度の位置がよい．

- 膝を伸展してもらい，完全伸展できるか確認する.
- 今回は extension lag があるため，計測時もその lag を考慮する.
- 患者さんの可能な最大膝伸展角度から少し膝屈曲位で MMT を計測すると，実際の筋力を計測できる.
- lag がある場合，最終域で MMT を計測すると，膝がすぐに屈曲して足が下がってしまう.

☑正式な基準であればMMT 3はない(MMT 2となる)が，症例の筋力の情報として，必要な内容にすることを本書では重要とする.

☑そのため記載方法の工夫により，例：膝伸展 MMT 4（extension lag 20°，膝屈曲 50°で計測）のように明記する（記載方法の 1 例）.

- 反対側も同じ膝屈曲角度で MMT を実施することにより，左右差が判断できる.

extension lag の角度の測り方（図 28）

☑座位で膝関節の extension lag を計測するには，ハムストリングスの影響を排除する必要がある．まず，背臥位で膝関節伸展角度を計測する．そして，端座位で PT が受動的に膝関節を伸展させ，その角度を測る．2 つの角度を比較して差がなければ，ハムストリングスの影響はないと考える．もし，端座位のほうが受動的な膝関節伸展角度が少ない場合は，2 関節筋であるハムストリングスの影響があると考え，患者さんに手を後ろについて端座位をとってもらう．膝伸展時のハムストリングスの伸張感を確認することも重要である.

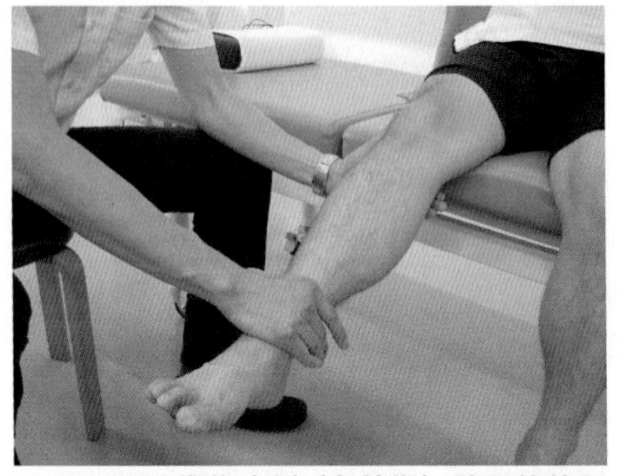

▶025

図28　TKA術後症例（急性期）膝関節伸展MMT ② extension lag角度の測り方

☑ハムストリングスの影響のない端座位で，受動的膝関節伸展角度を測る．次に，自動的膝関節伸展角度を計測する．その差がlagと考える．

☑例：実際の受動的ROMが膝伸展−20°で，座位での自動的ROMが−40°であれば，extension lag 20°と考える．

b）膝関節屈曲MMT（図29，ビデオ026）

- 腹臥位がとれないため，端座位で計測する．膝屈曲70°であることを考慮する．
- 膝関節を屈曲できるところまで屈曲してもらい，「その位置で止めておいてください」と指示する．
- 止めておくことができれば，PTは膝関節伸展方向に抵抗をかける．

▶026

図 29　TKA 術後症例（急性期）膝関節屈曲 MMT

▶027

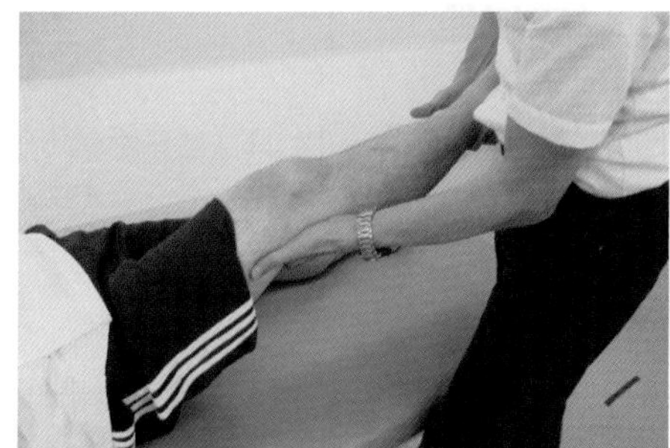

図 30　TKA 術後症例（急性期）股関節伸展 MMT

② 股関節 MMT

a）股関節伸展 MMT（図 30，ビデオ 027）

- 急性期で術創部の痛みがあるため，背臥位で行う．
- TKA 術後症例は膝伸展位がとれない，もしくは痛みが出るため，図 27（p.48）のように踵だけでなく大腿遠位も支持し，膝関節軽度屈曲位を保つ．
- 抵抗をかける際，踵ではなく大腿遠位に抵抗をかける（大殿筋）．

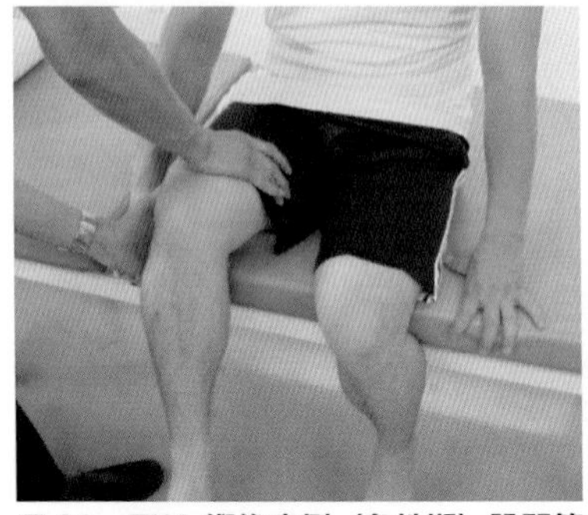

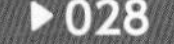

図 31　TKA 術後症例（急性期）股関節屈曲 MMT

b）股関節屈曲 MMT（図 31，ビデオ 028）

- 端座位で行う．
- 抵抗をかける部分が術創部であるため，痛みがないか確認する．
- 術創部を考慮して，創より近位に抵抗をかける．

c）股関節外転 MMT（図 32，ビデオ 029）

- 側臥位で行う．
- 膝関節伸展制限があるため，膝関節軽度屈曲位で計測する．
- 膝関節軽度屈曲で計測すると，股関節外旋，屈曲の代償が起こりやすいので注意する．
- 骨盤を PT の下腿や大腿で，図 32 のようにしっかりと固定する．
- 抵抗をかける位置は術創部より近位とし，術創部に近いため痛みを確認する．「ここを押しても大丈夫ですか」
- 足首に抵抗をかけると膝関節に内反ストレスがかかるため，行わないほうがよい．

▶029

図 32　TKA 術後症例（急性期）股関節外転 MMT

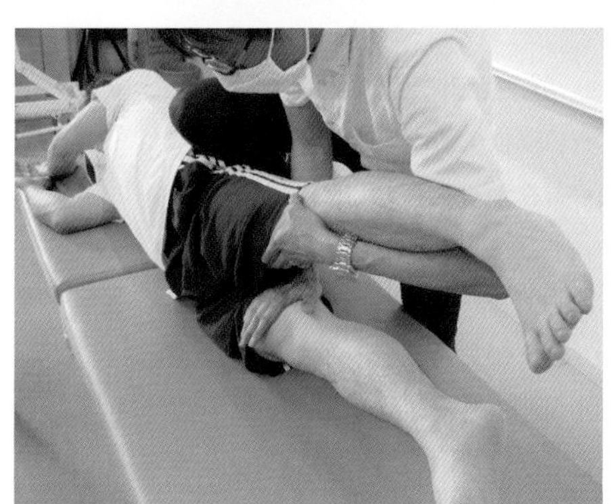

▶030

図 33　TKA 術後症例（急性期）股関節内転 MMT

d）股関節内転 MMT（図 33，ビデオ 030）

- 側臥位で行う．
- 膝関節伸展制限があり，膝関節軽度屈曲位で計測する．
- 骨盤を PT の下腿や大腿で，しっかりと固定する．
- 抵抗をかける位置は術創部より近位とし，術創部に近いため痛みを確認する．

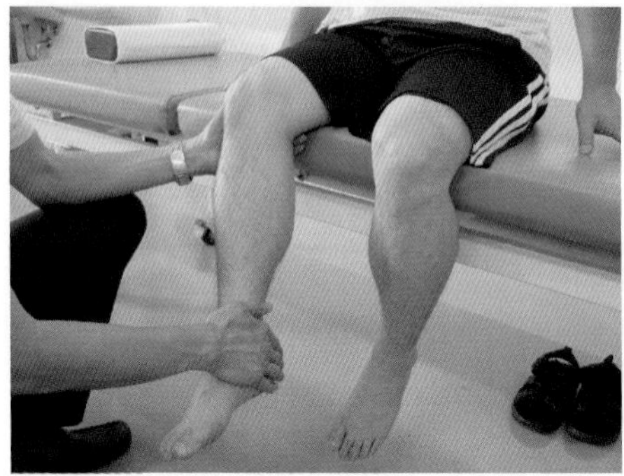

図34　TKA術後症例（急性期）股関節外旋MMT

e）股関節外旋MMT（図34，ビデオ031）

- 端座位で行う．
- 痛みが少なければ計測は可能であるが，実習指導者に確認する．
- 膝関節に外反ストレスがかかることを考慮し，痛みを確認しながら行う．

f）股関節内旋MMT（図35，ビデオ032）

- 端座位で行う．
- 痛みが少なければ計測は可能であるが，実習指導者に確認する．
- 膝関節に内反ストレスがかかることを考慮し，痛みを確認しながら行う．

③ 足関節MMT

a）足関節底屈MMT（図36，ビデオ033）

- 患側で片足立ちが可能であれば，通常の方法で行う．しかし，平行棒内で行うなどリスク管理をする．

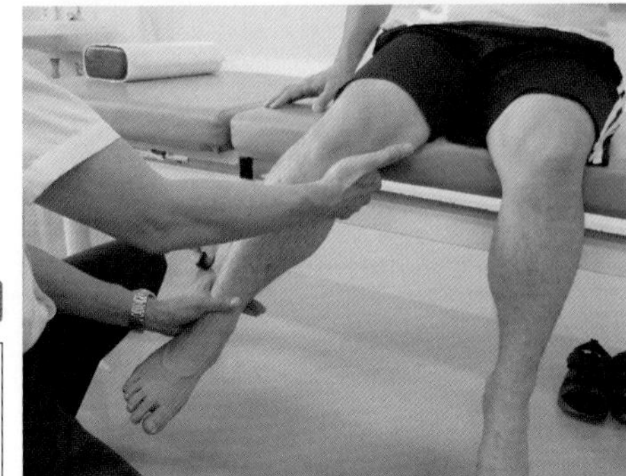

図 35 TKA 術後症例（急性期）股関節内旋 MMT

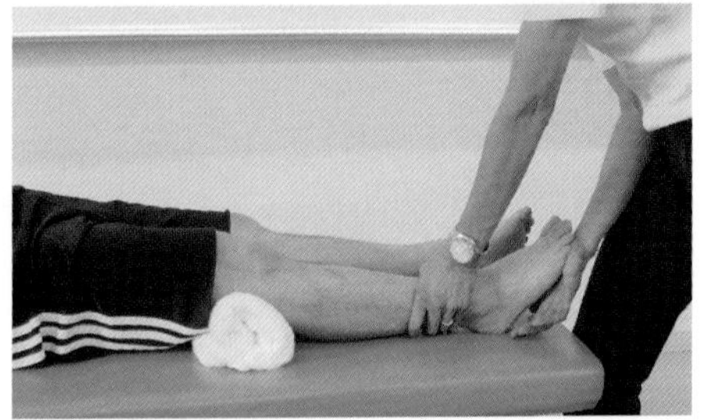

図 36 TKA 術後症例（急性期）足関節底屈 MMT

- 背臥位においては原則 MMT 2 までである．実際は片足立位が不可能な症例も多いため，以下の方法を示す．
- 尾側から抵抗をかける．
- PT は，抵抗をかける側の肘を自分の腹部に当てると抵抗をかけやすい．
- PT は，手の母指球と小指球のあいだに患者さんの中足骨頭あたりを当てると，抵抗をかけやすい．
- 左右差があれば判断できるが，軽度の筋力低下では，背屈

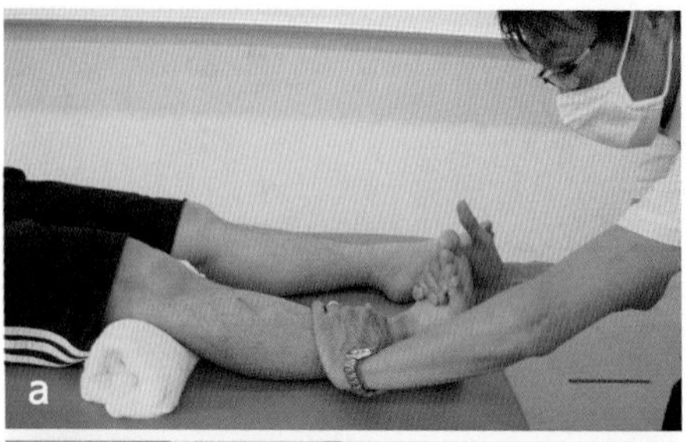

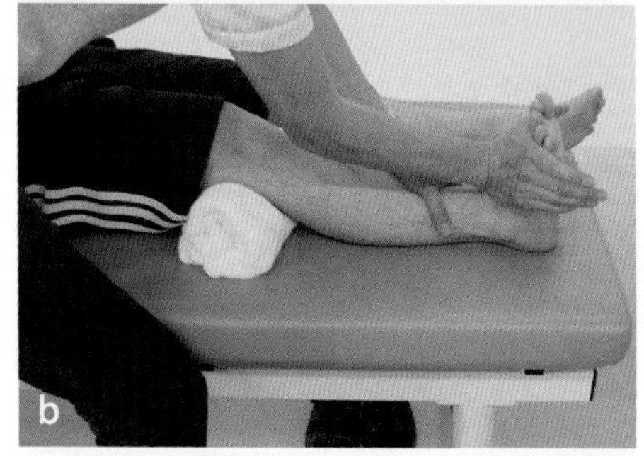

▶034

図37　TKA術後症例（急性期）足関節背屈MMT ①

方向に関節が動くまで抵抗をかけることができない．

b）足関節背屈MMT（図37，38，ビデオ034）

- 背臥位で行うこともよい．
- 尾側（図37-a）もしくは頭側（図37-b）から抵抗をかける．
- 端座位で行う場合，踵部分をPTの大腿に置く（図38-a），踵部をPTの手で保持する（図38-b）などして安定させると，膝の痛みが出現しにくい（大腿四頭筋の収縮を抑制）．

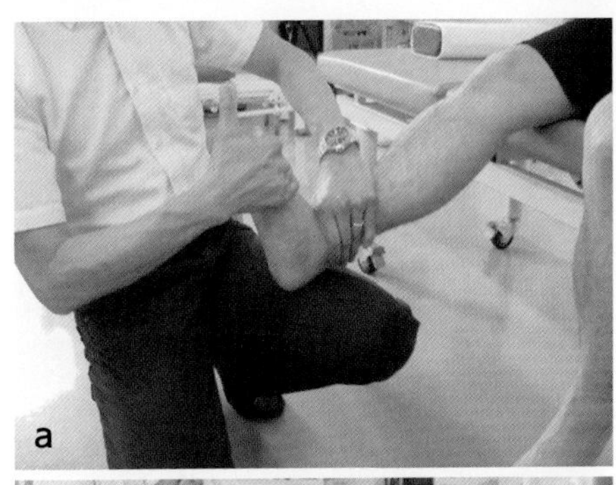

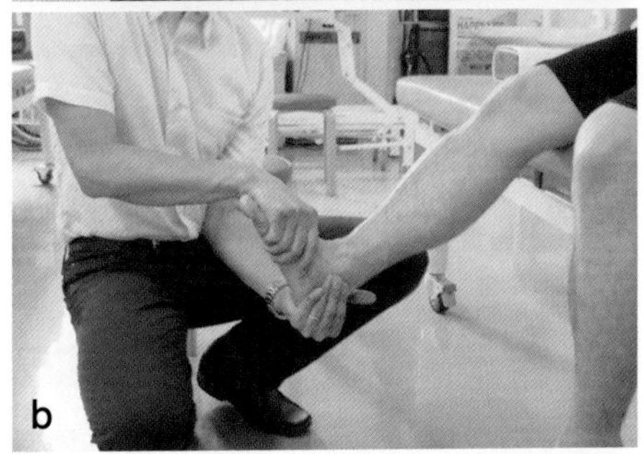

図 38 TKA 術後症例（急性期）足関節背屈 MMT ②

D. 回復期の下肢 MMT

症例：右膝関節伸展−10°，屈曲 100°，SLR で膝に痛みなし

① 膝関節 MMT

a）膝関節伸展 MMT（**図 39，ビデオ 035**）

- extension lag がないので，通常の方法で実施する．
- 術創部の痛みに配慮しながら行う（**図 39-a**）．回復期に

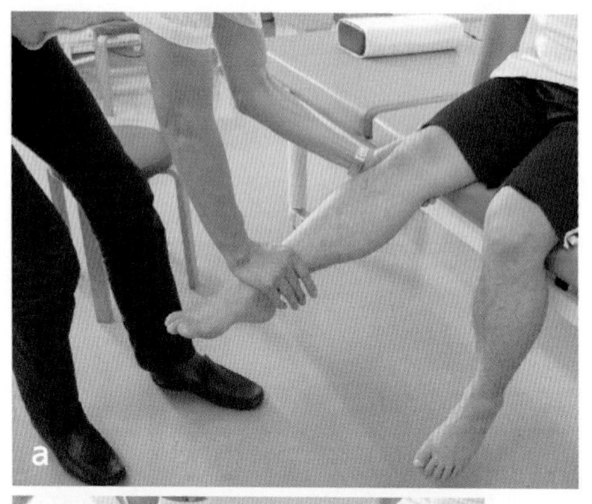

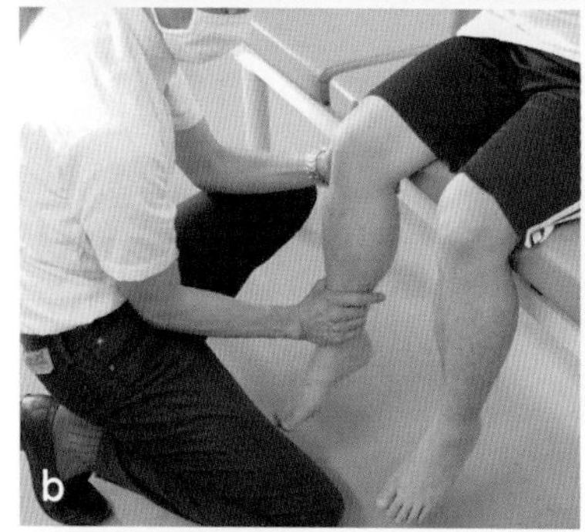

▶035

図39　TKA術後症例（回復期）膝関節伸展MMT

は痛みが軽減していると，かなり筋出力が上がってくることがあるので，それを確認できるとよい．

- 臨床では，膝関節90°屈曲位で左右差を比較することも多い（**図39-b**）（筆者の印象としては，90°屈曲位で左右差を見るほうがわかりやすい）．

b）膝関節屈曲MMT（**図40**，**ビデオ036**）

- 回復期になると術創部の状態がよくなり，腹臥位が可能と

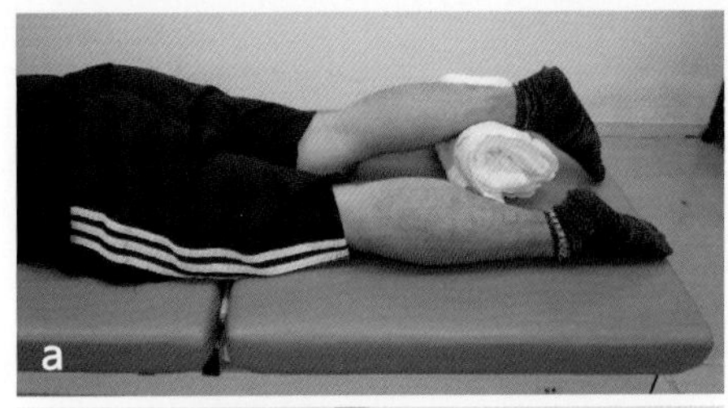

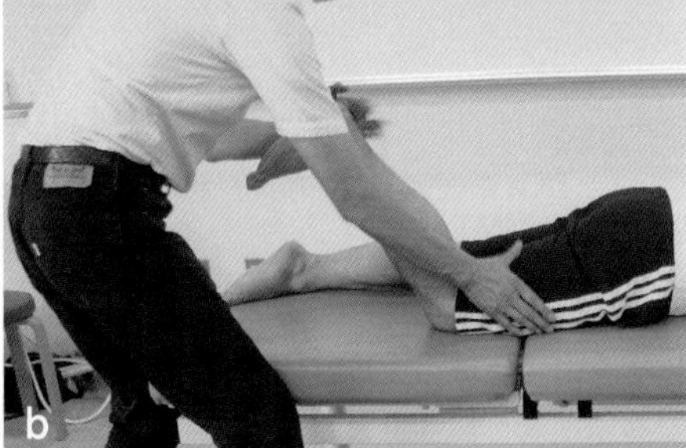

▶036

図 40　TKA 術後症例（回復期）膝関節屈曲 MMT

なることが予想される.

- 腹臥位で行うが，術創部の状態や術創部がベッドに触れたときの違和感などは確認する.
- 下腿の下に枕を入れる（膝関節伸展 −10° のため）（**図 40-a**）.
- 膝関節 45° 屈曲位にして，「この状態を保ってください」と指示して抵抗をかける.
- 反対の手は大腿を固定するが，膝の術創部に痛みがある場合は，より近位を固定する.
- 抵抗をかけ終わったら，足首を支えながら，「膝を伸ばしてください」と指示して，元の姿勢に戻す（すぐに手を離

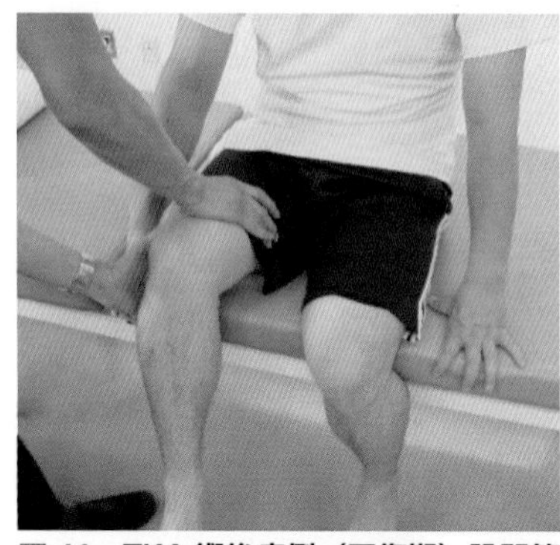

▶037

図41　TKA術後症例（回復期）股関節屈曲MMT

すと，患者さんの足が床に打ちつけられる）．

- 膝屈曲時に股関節外旋・外転を伴いやすいので，図40-bのようにPTの手で大腿外側を固定する．

② 股関節MMT

a）股関節屈曲MMT（図41，ビデオ037）

- 端座位で行う．大腿遠位には術創部があり，回復期で疼痛が減っていると考えられるが，抵抗をかけるときは，その部位に痛みがないかを十分に確認して実施する．
- 股関節屈曲の最終域から抵抗をかける場合は，膝関節は90°以上屈曲する方向に重力が働くため，膝関節屈曲に伴う痛みがないかを確認する．

b）股関節伸展MMT（図42，ビデオ038）

- 腹臥位がとれ，術創部がベッドに触れていても問題ないかを確認する．
- 腹臥位がとれない，もしくは術創部がベッドに当たり痛み

▶038

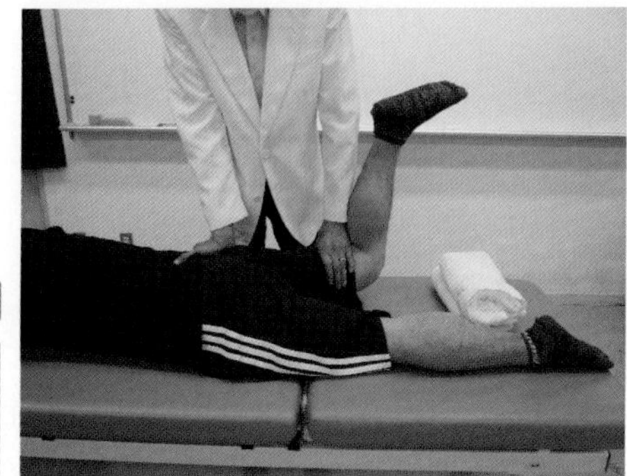

図 42 TKA 術後症例（回復期）股関節伸展 MMT 腹臥位

が出る場合は，急性期と同様の方法で行う（**図 30**〈p.51〉）．

- 腹臥位で計測が可能な場合，まず大腿を床から浮かすことができるか（MMT 3 以上あるか）を，少し股関節伸展を介助しながら保持してもらい，確認する．
- 大腿遠位に抵抗をかける．
- 大腿前面（術創部）がベッドにつきそうになったら，抵抗を緩めて床に術創部を押し付けないようにする．
- 反対側の手は骨盤を固定する．

c）股関節外転 MMT ① 3 レベル以上（図 43，ビデオ 039）

- **図 43**（**図 32**〈p.53〉の急性期と同様）では，PT は右前腕で膝関節から下腿を，右手掌で膝近位を支える．
- 抵抗をかける部位に痛みがないか，確認が必要である．
- 足首に抵抗をかけると膝関節に内反ストレスが加わるため，膝関節近位がよい．
- 反対側の膝は屈曲してもらう．
- **図 43** のように，PT は自分の下腿もしくは大腿を患者さんの骨盤に当て，骨盤が背臥位方向に戻ってこないように

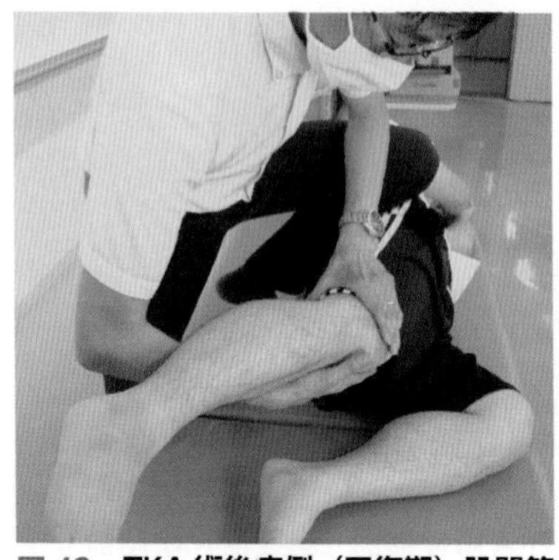

図43　TKA術後症例（回復期）股関節外転MMT ① 3レベル以上

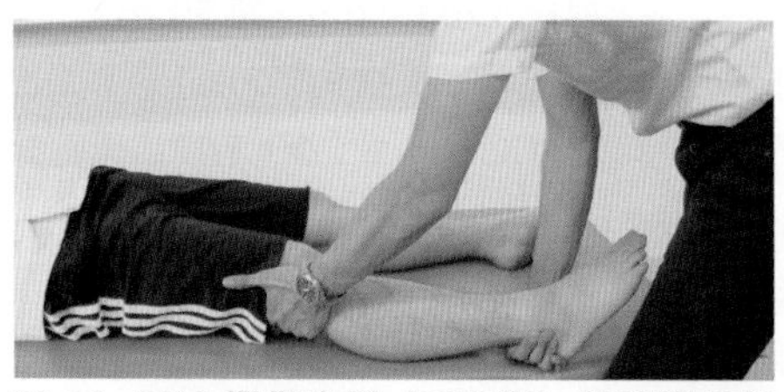

図44　TKA術後症例（回復期）股関節外転MMT ② 2レベル

固定する．その前に，「私の足で骨盤を押して，骨盤を固定させていただきます」と一声かける．

- MMT 3レベルのときは，PTの右手から前腕で，患者さんの膝から下腿をいつでも支えられるようにしておくとよい．

d）股関節外転MMT ②　2レベル（図44，ビデオ040）

- 股関節外転時に下肢とベッドのあいだで摩擦が起きないように，PTは足首と膝関節近位を保持する．膝関節に10°の伸展制限があるため，それを考慮して軽度屈曲位を保持

▶041

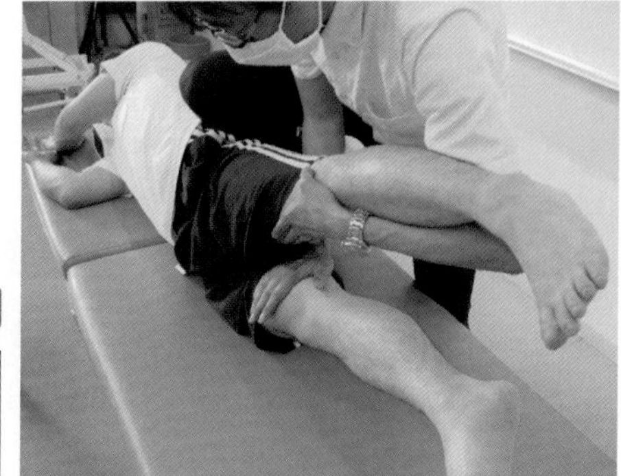

図 45 TKA 術後症例（回復期）股関節内転 MMT

し股関節外転をしてもらう.

e) 股関節内転 MMT（図 45，ビデオ 041）

- 患側（計測側）が下となるように側臥位をとる.
- 外転時と同様に，患者さんの骨盤を後方から PT の下腿もしくは大腿で固定する.
- 膝関節近位に抵抗をかけるが，術創部に注意する.
- 計測肢の股関節外旋，膝関節屈曲の代償が起こりやすいので注意する．骨盤の固定が重要である.

f) 股関節外旋 MMT（図 46，ビデオ 042）

- 端座位で行う.
- 最大外旋位を保持してもらう.
- 膝関節に外反ストレスがかかるため，膝の痛みに注意する.
- 膝の術創部を確認して，股関節外転，屈曲が起きないように大腿外側をおさえる.
- 計測しない側の膝は深く屈曲させて，計測肢を外旋した際に当たらないようにする.

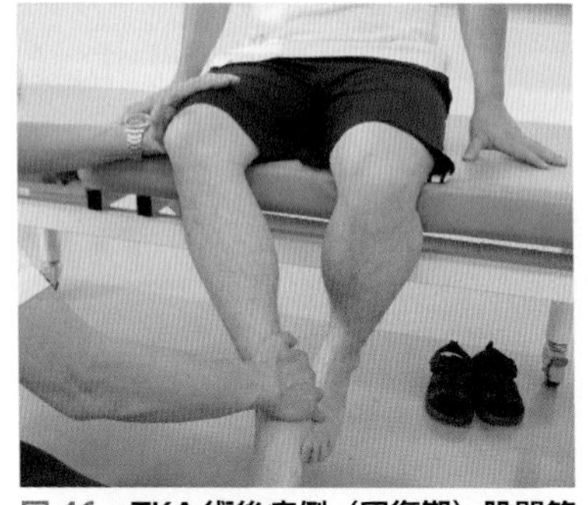

▶042

図46　TKA術後症例（回復期）股関節外旋MMT

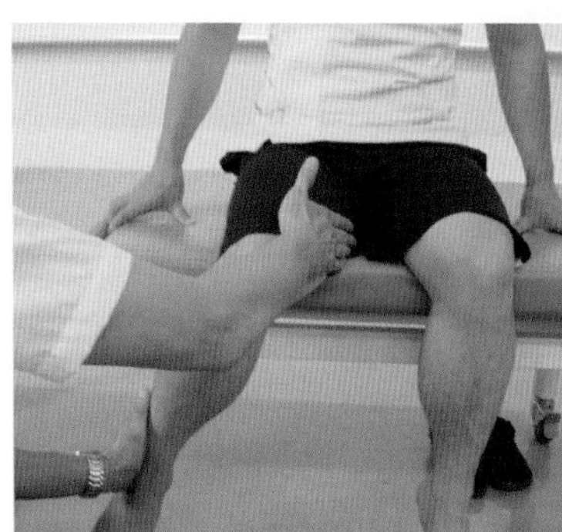

▶043

図47　TKA術後症例（回復期）股関節内旋MMT

g）股関節内旋MMT（図47，ビデオ043）

- 端座位で行う．
- 最大内旋位を保持してもらう．
- 膝関節に内反ストレスがかかるため，膝の痛みに注意する．
- 膝の術創部を確認して，股関節内転，屈曲が起きないように大腿内側をおさえる．

図 48 TKA 術後症例（回復期）足関節底屈 MMT

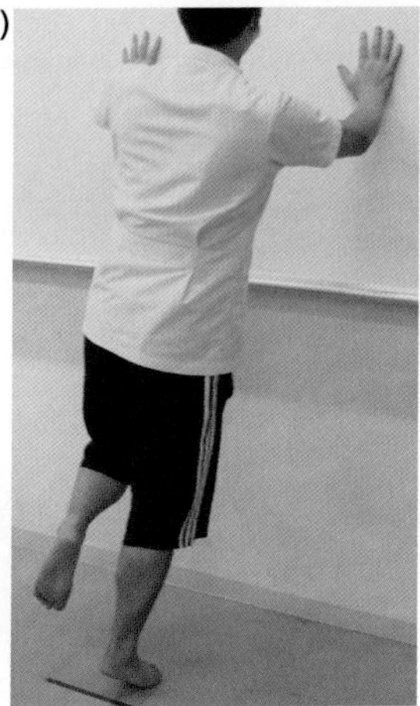

▶044

③ 足関節 MMT

a）足関節底屈 MMT（図 48，ビデオ 044）

- 回復期となり片足立ちができるようになれば，平行棒内などで踵上げを行う．
- 患者さんの安全を優先して，壁や平行棒を軽く持ってもらうとよい．

b）足関節背屈 MMT

- 急性期と同様（図 37〈p.56〉，38〈p.57〉）．

4-2 人工股関節全置換術（THA）後

A. 急性期の下肢 ROM 検査

症例：右股関節伸展－20°，屈曲 70°（痛みあり），最終

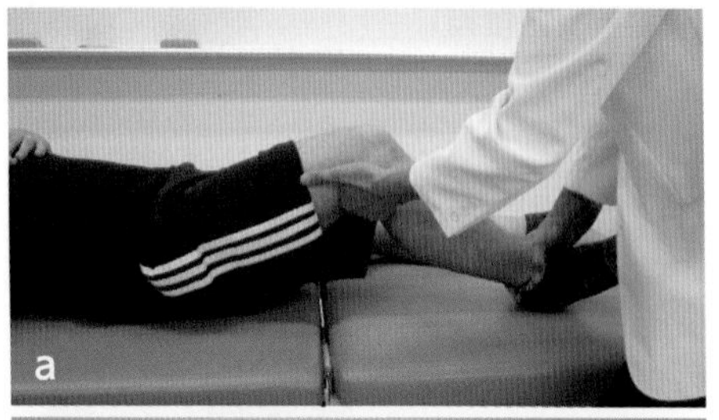

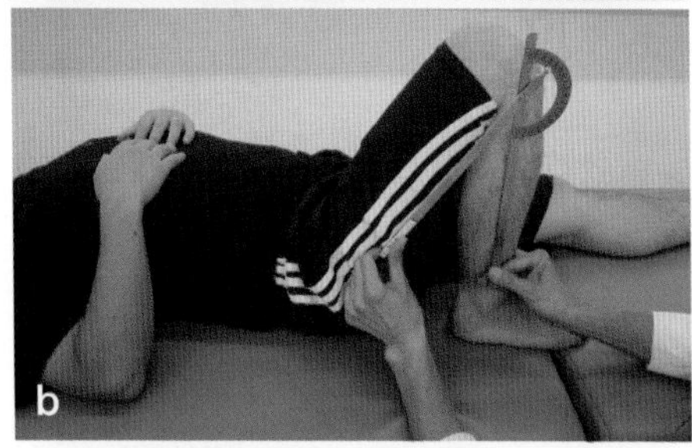

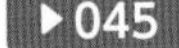

図49　THA術後症例（急性期）膝関節屈曲ROM検査

可動域を自分で保持できる，腹臥位・立位がとれない状態を想定（術後初期～1週以内），膝関節のROM制限なし，THAは後方アプローチで手術

① 膝関節ROM検査

a）膝関節屈曲ROM検査（図49，ビデオ045）

- 背臥位の場合，股関節伸展制限があると股関節・膝関節屈曲位をとる．膝窩部にタオルを入れるとよい．
- 足底を床につけながら膝を屈曲していく．このとき症例の足首を持ち屈曲する方向へアシストし，もう一方の手は膝窩部に入れて，膝を下から上へ持ち上げるように膝屈曲を

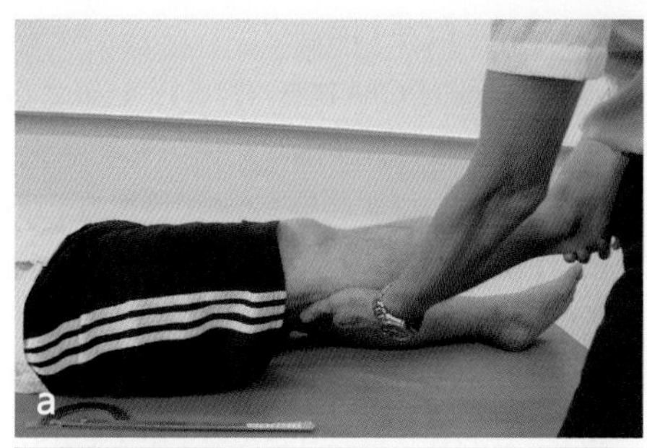

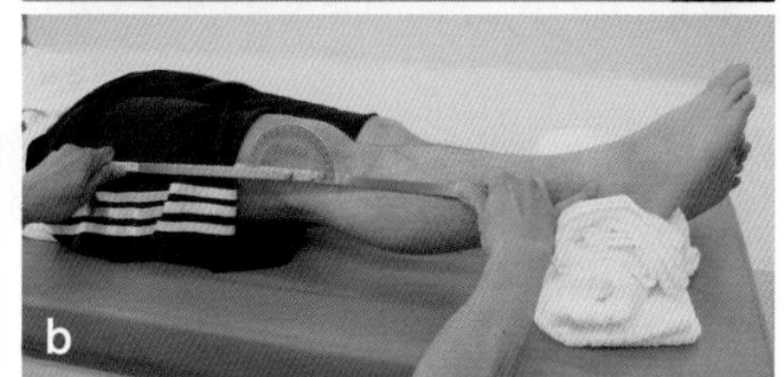

▶046

図50 THA術後症例（急性期）膝関節伸展ROM検査

アシストする（図49-a）.

- 本症例の設定である股関節屈曲70°まで股関節を屈曲してから，膝を屈曲してもらう（図49-b）.

b）膝関節伸展ROM検査（図50，ビデオ046）

- 股関節伸展制限がある場合は，背臥位では膝関節が屈曲するため，そのまま計測してはいけない.
- 踵を持ち，股関節角度を伸展させずに膝関節を伸展させれば，正確な膝関節伸展角度が計測できる（図50-a）.
- 踵の下にタオルなどを入れて計測するとよい（図50-b）.

② 股関節ROM検査

a）股関節屈曲ROM検査（図51，ビデオ047）

- 反対側の下肢は伸展位にする．
- 患者さんに，できるところまで股関節を屈曲してもらう．
- PTは症例の足首を持ち，もう一方の手を膝窩部に入れて股関節屈曲をアシストする（図51-a）．
- 急性期ではその肢位を保持することが困難なことが多く，図51-bのように患者さんの下腿をPTの大腿の上に載せて支える．
- 角度計を当てるときに，股関節が外旋しないよう大腿の軸を合わせているほうの手で患者さんの大腿外側を支えるとよい（図51-b，c）．
- 角度計が読みづらい場合は，角度計を少し傾けてよい（図51-c）．

☑基本軸，移動軸から外して角度計を目の前まで持ってくると角度計の軸（実際の角度）がずれるので，傾ける程度にして角度を読む．

b）股関節伸展ROM検査（図52，ビデオ048）

- 股関節伸展制限がある（0°以上伸展できない）場合は，背臥位で計測する．
- 股関節を伸展できるところまで伸展してもらう．
- 膝関節の伸展制限により完全に股関節が伸展できないかもしれないため，膝を伸展させて股関節がまだ伸展できるかを確認する．
- 背臥位保持のため膝窩部にタオルを入れるが，股関節伸展計測時はタオルの厚みで角度が正確に測れないため，可能であればタオルを外して計測する．

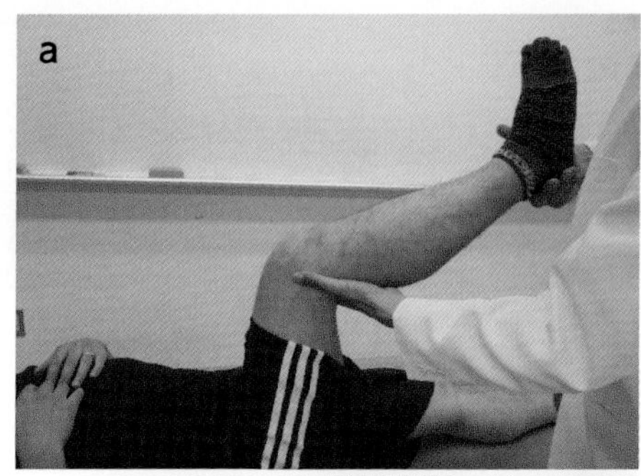

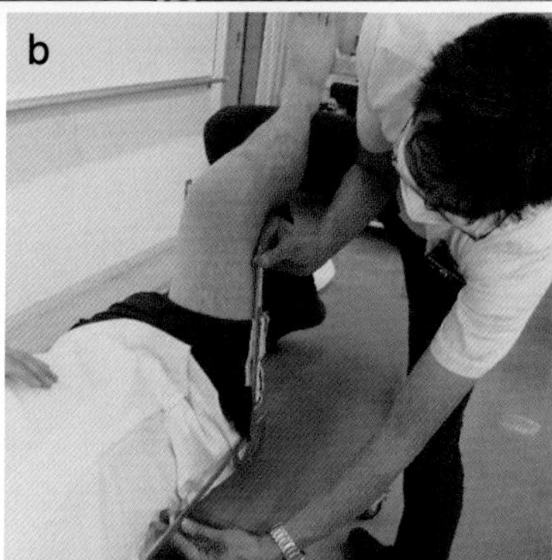

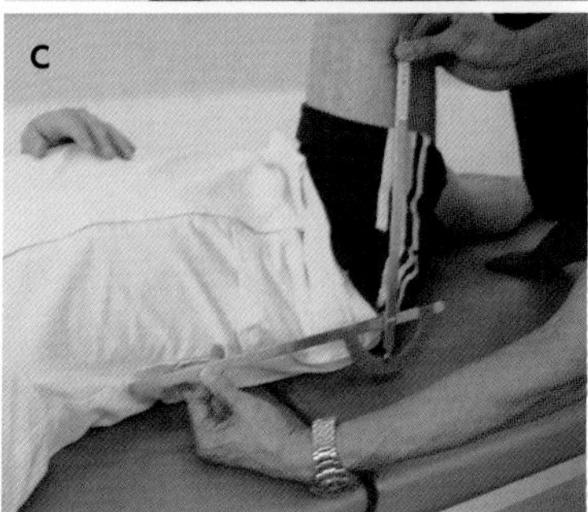

▶047

図 51　THA 術後症例（急性期）股関節屈曲 ROM 検査

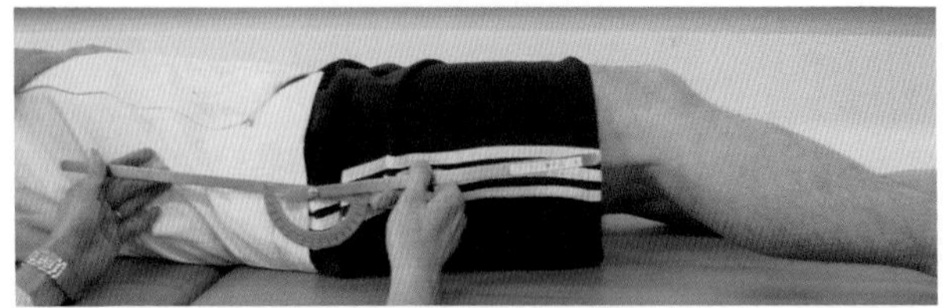

図52　THA術後症例（急性期）股関節伸展ROM検査

▶048

- 角度計を当てるときは，角度計が術創部に当たっていないか，それにより痛みが出ていないかを確認する．

c）股関節外転ROM検査（図53，ビデオ049）

- 股関節が外旋しないように動かす．股関節が外旋してきた場合は，ほぼ最終可動域であることが考えられる．
- 本症例は股関節伸展ROM－20°のため，股関節屈曲位に保って測る．
- 両上前腸骨棘を触診して角度計を当てる．骨盤の代償が起こっていても，両上前腸骨棘に合わせて角度を測ればよい．
- 外転角度が大きくベッドから下肢がはみ出す場合は，PTの大腿のあいだに挟む（図53-a），椅子の上に足を載せる（図53-b），もしくは体をベッドの端に寄せる．

☑股関節伸展－20°のため，外転位で膝窩部にタオルなどを入れて疼痛に配慮するとよい（図53-c）．

d）股関節内転ROM検査（図54，ビデオ050）

- 患側の股関節伸展制限があり，伸展しても背臥位で股関節屈曲20°であることを考慮して，図54-bのように膝窩部にタオルなどを入れて股関節内転位をとる．

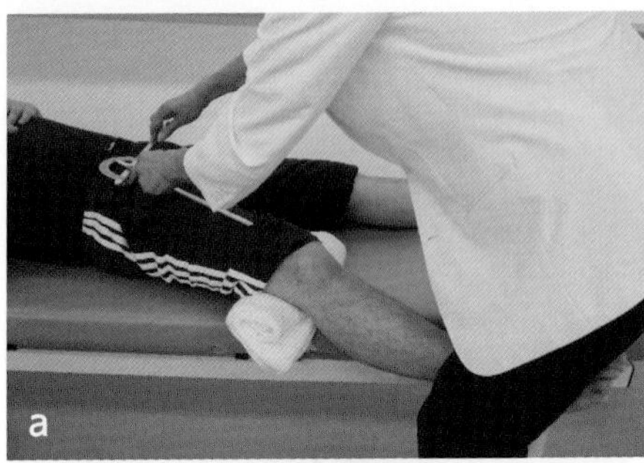

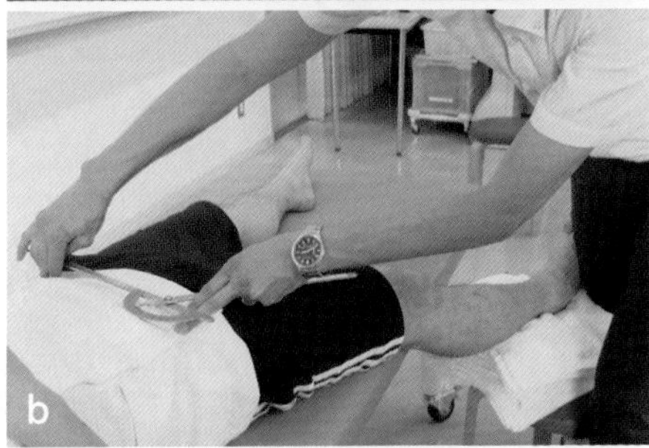

▶049

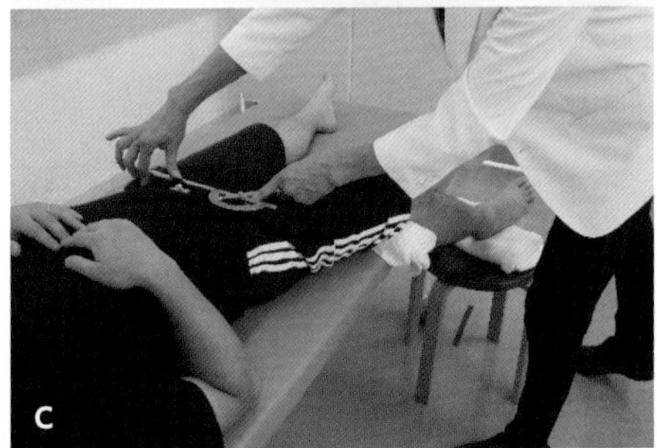

図 53　THA 術後症例（急性期）股関節外転 ROM 検査

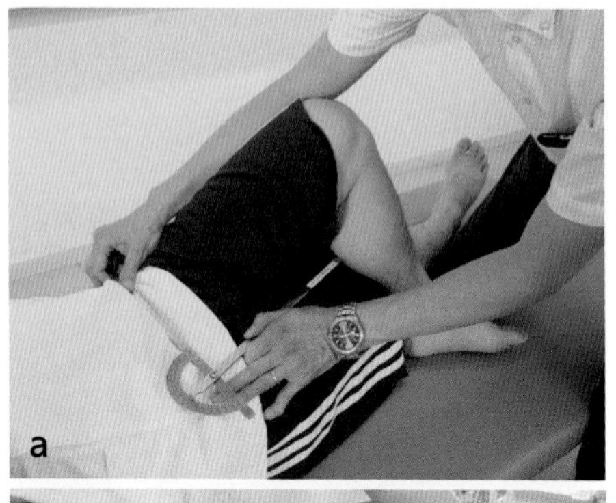

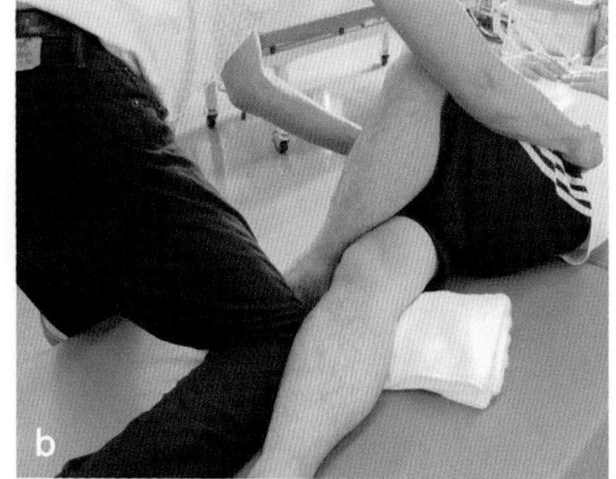

▶050

図 54　THA 術後症例（急性期）股関節内転 ROM 検査

- 脱臼肢位（後方アプローチの場合）となりやすいため，どの程度まで内転を許容するかは実習指導者と相談のうえ実施する．内旋しないようにとくに注意する．

e）股関節外旋 ROM 検査（図 55，56，ビデオ 051，052）

- 背臥位の計測ではベッドの長軸と両上前腸骨棘を結んだ直線が垂直に交わるように，あらかじめ患者さんの肢位を調整しておくと，計測の誤差が少なくなる．つまり，患者さ

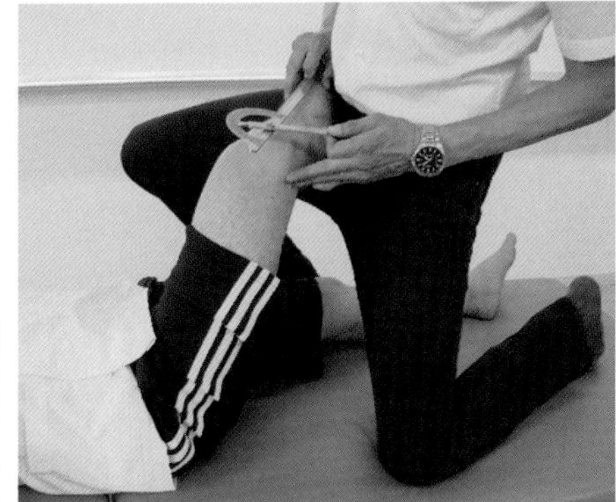

▶051

図 55 THA 術後症例（急性期）股関節外旋 ROM 検査①背臥位

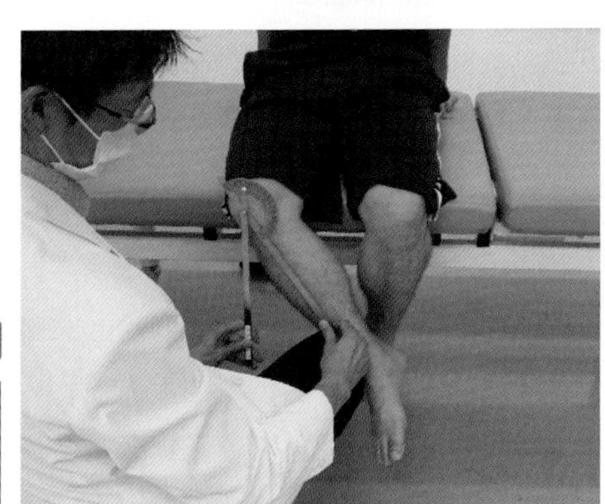

▶052

図 56 THA 術後症例（急性期）股関節外旋 ROM 検査②端座位

んにベッドの長軸に対して真っすぐに寝てもらう．

- 股関節の屈曲角度が 70° のため，その肢位で外旋角度を計測する．
- 膝関節に制限がないため，患者さんの下腿を PT の大腿に

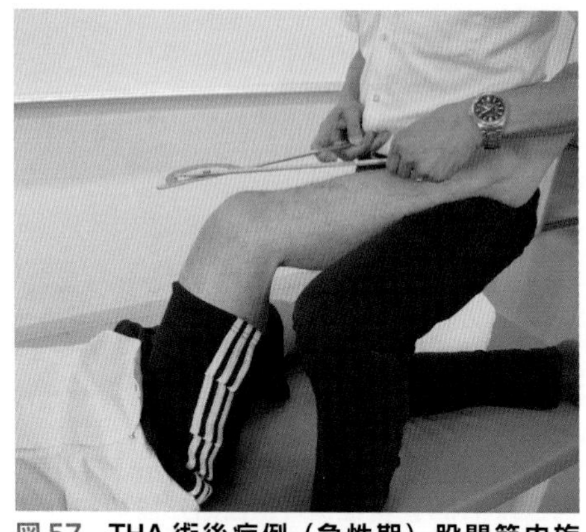

図57　THA術後症例（急性期）股関節内旋ROM検査①背臥位

載せる（膝関節屈曲制限がある場合は，TKA術後症例の股関節外旋ROM検査を参照）.

- PTの股関節部（鼠径部）で患者さんの足部を挟むように固定すると，安定する（**図55**）.
- 端座位で行う場合は，股関節屈曲角度に制限があることを考慮して，患者さんに手を後方についてもらい計測する（**図56**）.

f）股関節内旋ROM検査（図57，58，ビデオ053，054）

- 股関節外旋ROM検査とは反対方向となるため，PTは膝立てをする足を逆（**図57**は左足）にする.
- 脱臼肢位（後方アプローチの場合）となりやすいため，どの程度まで内旋を許容するかは，実習指導者と相談のうえ実施する．内転しないようにとくに注意する.
- PTの股関節部で患者さんの足部を固定すると安定する（**図57**）.

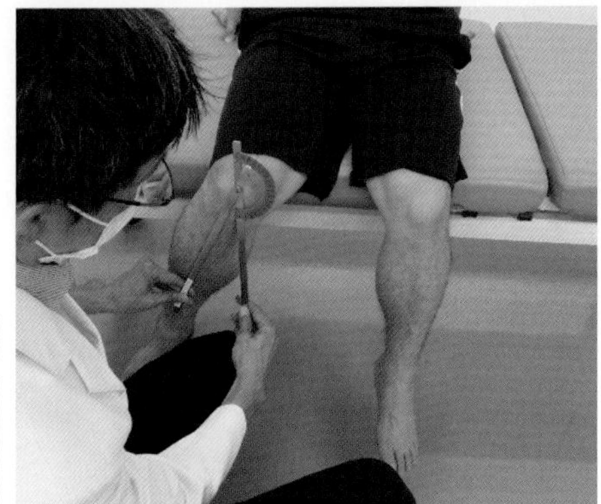

▶054

図 58 THA 術後症例（急性期）股関節内旋 ROM 検査②端座位

- 端座位で行う場合は，股関節屈曲角度に制限があることを考慮して，患者さんの手を後方についてもらい計測する（図58）．

③ 足関節 ROM 検査

- TKA 術後症例の足関節 ROM 検査に準ずる（図 19〈p.40〉，20〈p.41〉，26〈p.47〉）．

B. 回復期の下肢 ROM 検査

症例：右股関節伸展 10°，屈曲 100°，最終可動域を自分で保持できる，MMT 4 レベル，術後 3 週，膝関節の ROM 制限なし，THA は後方アプローチで手術

① 膝関節 ROM 検査

- 急性期に準ずる．

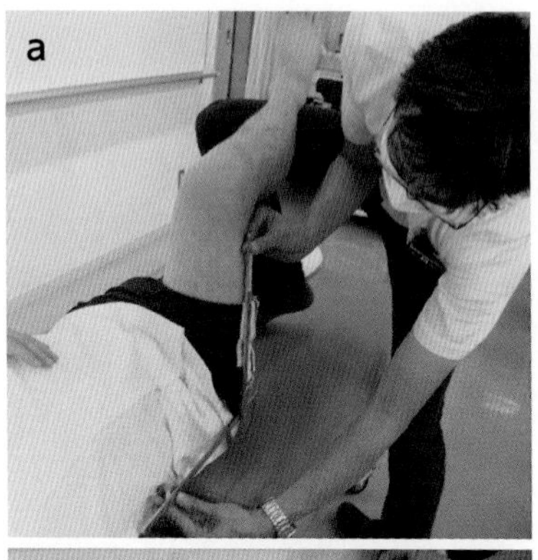

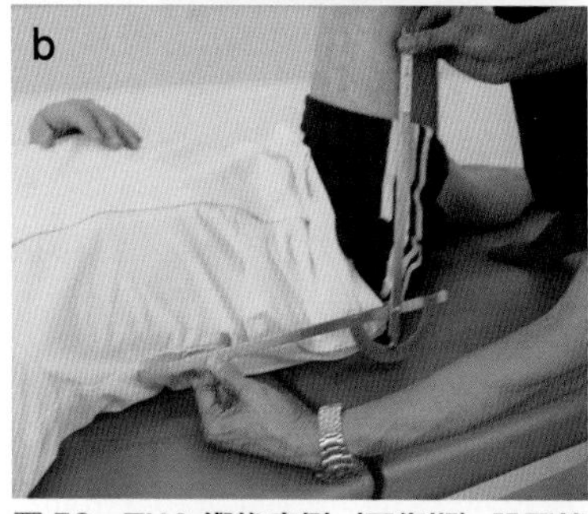

▶055

図59　THA術後症例（回復期）股関節屈曲ROM検査

- 下肢の挙上は，患者さんが痛みなく行えることが前提であるため，過度の介助になり過ぎないことを考慮する．

② 股関節ROM検査

a）股関節屈曲ROM検査（図59，ビデオ055）

- 急性期同様に患者さんの膝窩部と足部をPTは保持し，股関節屈曲がどこまで得られるかを確認する．
- 患者さんの反対側の股関節，膝関節が伸展していることを確認する.

- PT の大腿に患者さんの下腿を載せ，また PT の大腿で患者さんの下腿部を軽く押して，股関節がどこまで屈曲するかを確認し，固定する（図 59-a).
- 角度計を横から読みとるが，難しい場合は角度計の面を PT のほうに傾けてもよい（図 59-b). ただし，角度計を目の前にまでは持ってこない.

b）股関節伸展 ROM 検査（図 60，61，ビデオ 056，057）

- まず患側の膝が完全に伸びていれば，股関節は伸展 0° 以上あることが想定できる.
- 背臥位で行う場合は下肢をベッドから垂らし，足部を PT の大腿や椅子などに載せるとよい（図 60).
- 腹臥位で行う場合は，骨盤を固定するときに，術創部に触れていないか注意する（図 61).
- PT の前腕で患者さんの膝から下腿部を支え，かつ角度計を持つ.
- 体幹軸を基本軸と想定して，股関節伸展角度を計測する.
- 計測肢と反対側から計測する.

c）股関節外転 ROM 検査（図 62，ビデオ 058）

- 急性期と同様の方法で計測するが，股関節伸展制限がない場合は股関節屈伸 0° を維持して外転角度を計測する. 患者さんの膝関節が伸展していることを確認する.

d）股関節内転 ROM 検査（図 63，ビデオ 059）

- 急性期と同様の方法で計測するが，股関節伸展制限がない場合は股関節屈伸 0° を維持して内転角度を計測する. 患者さんの膝関節が伸展していることを確認する.

e）股関節外旋 ROM 検査（図 64，ビデオ 060）

- 急性期と同様であるが，股関節 90° 屈曲が可能であること

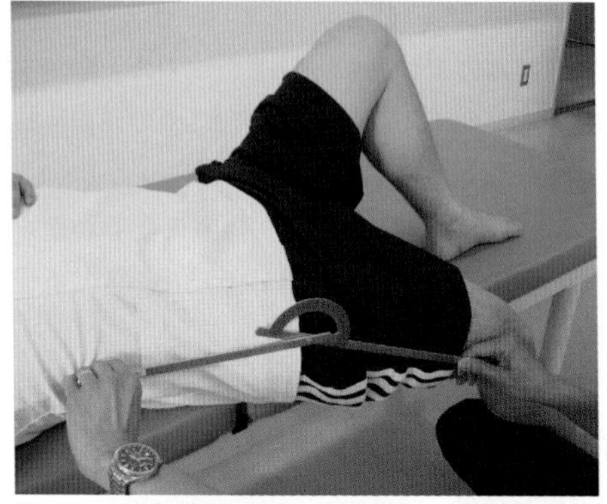

図 60　THA 術後症例（回復期）股関節伸展 ROM 検査①背臥位

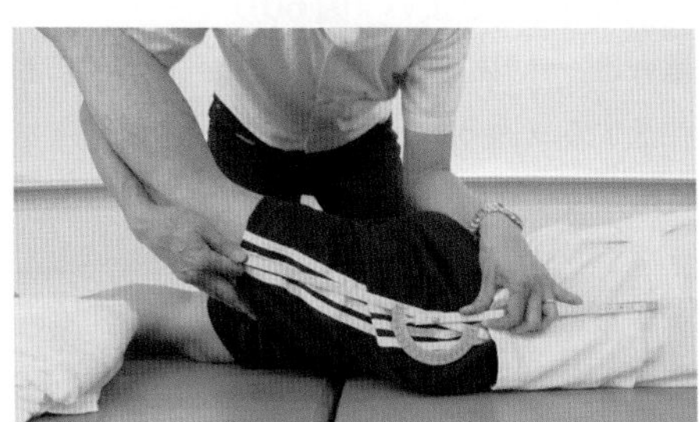

▶057

図 61　THA 術後症例（回復期）股関節伸展 ROM 検査②腹臥位

を確認した後に，股関節 90° をしっかりと維持して外旋角度を計測する．

- 計測前に，ベッドの長軸と両上前腸骨棘を結ぶ直線が垂直となるよう，患者さんの肢位を調整する．

f）股関節内旋 ROM 検査（図 65，ビデオ 061）

- 前記の外旋と同じく急性期と同様であるが，股関節 90° 屈曲が可能であることを確認した後に股関節 90° をしっかり

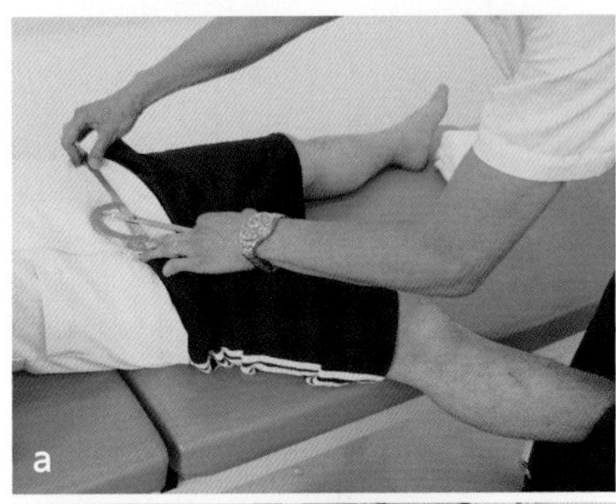

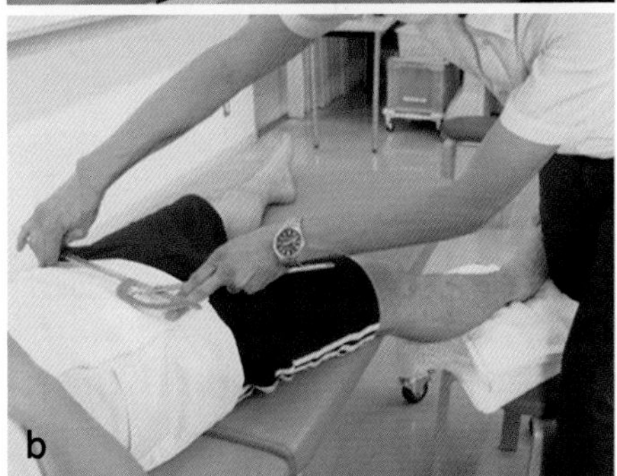

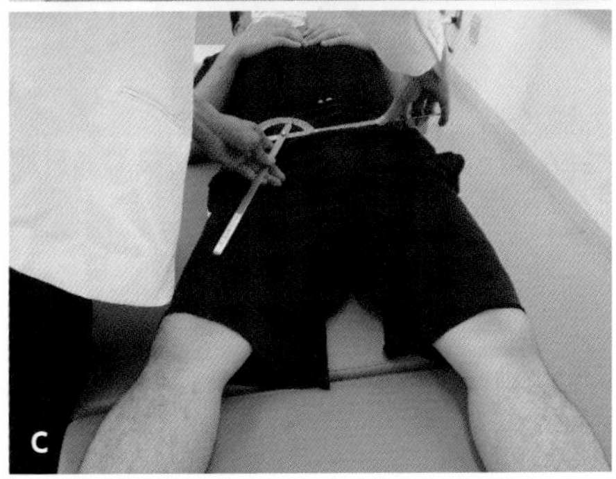

▶058

図 62　THA 術後症例（回復期）股関節外転 ROM 検査

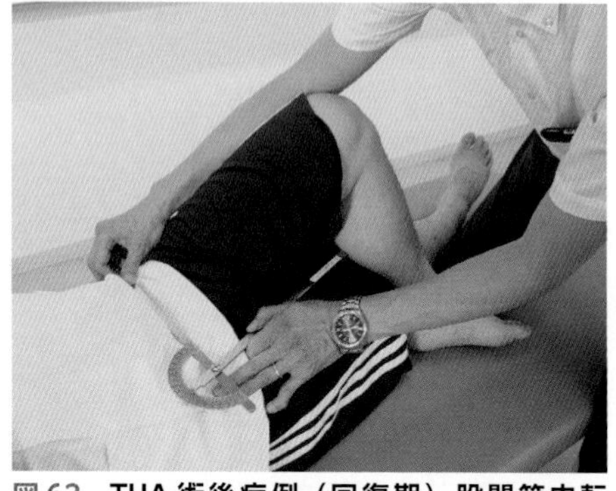

▶059

図63　THA術後症例（回復期）股関節内転ROM検査

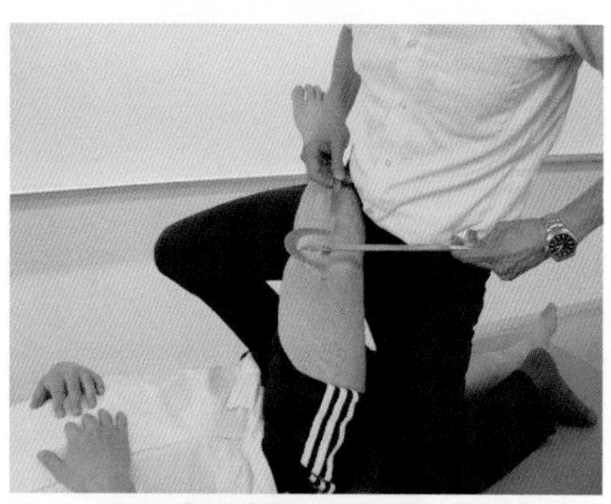

▶060

図64　THA術後症例（回復期）股関節外旋ROM検査

維持して，内旋角度を計測する．

- 計測前に，ベッドの長軸と両上前腸骨棘を結ぶ直線が垂直となるよう，患者さんの肢位を調整する．

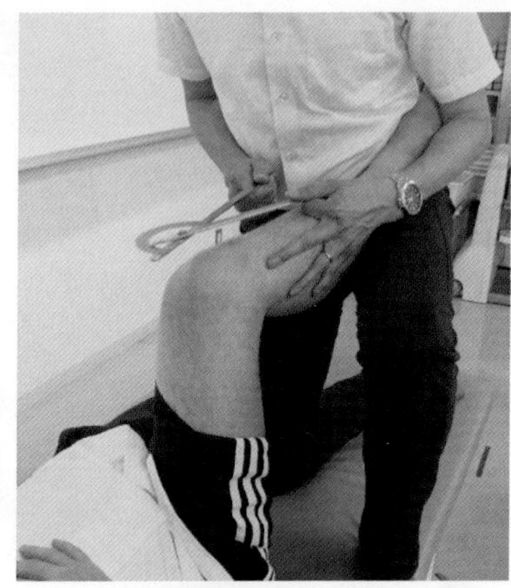

▶061

図 65 THA 術後症例（回復期）股関節内旋 ROM 検査

③ 足関節 ROM 検査

- TKA，THA 術後症例の急性期と同様に，背臥位で計測することもよい（**図 19**〈p.40〉, **20**〈p.41〉）.
- 股関節の痛みが軽減しているので，端座位で計測することもよい（TKA 術後症例回復期を参照）（**図 26**〈p.47〉）.

C. 急性期の下肢 MMT

症例：右股関節伸展－20°，屈曲 70°（痛みあり），最終可動域を自分で保持できる，腹臥位・立位がとれない状態を想定（術後初期～1 週以内），THA は後方アプローチで手術

☑急性期の MMT は，どの計測においても患者さんに保持をしてもらい，PT は緩やかに抵抗をかけていく．「少し

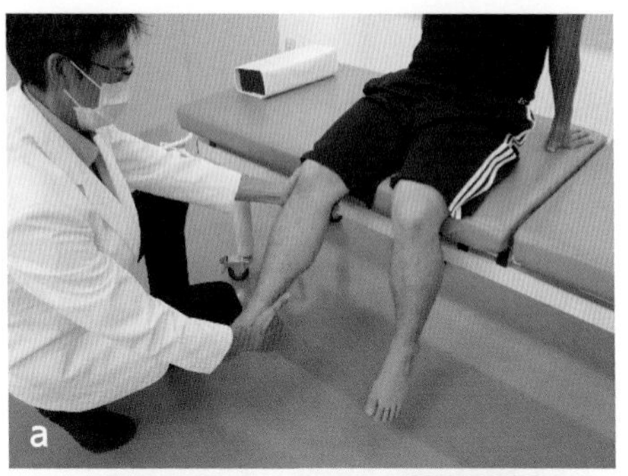

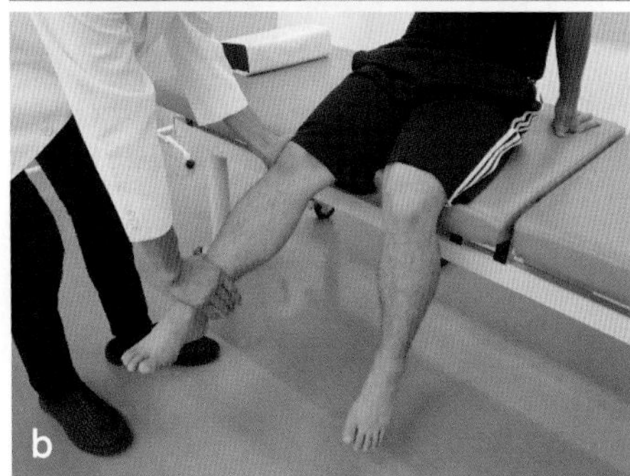

▶062

図66　THA術後症例（急性期）膝関節伸展MMT

ずつ力を加えていきますね」のような声かけをする．

☑また，「痛みがありましたら力を抜いてください．私が足を支えますから」のような声かけも重要である．PT自身が常に支える状態にあるかを考えながら，MMTを実施する．

☑「力を入れますよ．1，2，3」や「せーの」というのは，患者さんとしてはどのくらいの力が加わるかわからないため，痛みが出るかも，と不安を招くことになりうる．

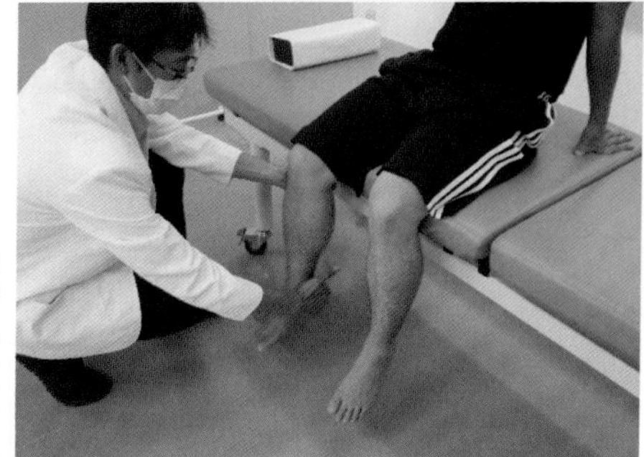

▶063

図67 THA 術後症例（急性期）膝関節屈曲 MMT

① 膝関節 MMT

a) 膝関節伸展 MMT（図66，ビデオ 062）

- 股関節屈曲 70°のため，上肢の位置はベッド後方とする．
- なるべく深くベッドに座る．PT の左手が膝窩部に入る程度にすると，膝関節屈曲時に症例の下腿後面がベッドに当たらない（図66-a）．
- 症例の代償として殿部が浮いてこないように，また体幹や頸部が後方に反り返らないように注意する（図66-b）．

b) 膝関節屈曲 MMT（図67，ビデオ 063）

- 股関節に伸展制限があり腹臥位をとれないことを考慮して，端座位で計測する．
- 前記の膝関節伸展と同様の肢位をとり，計測する．端座位における膝関節屈曲角度に関しては，腹臥位で行う基準に準ずるとすれば膝関節 45°で行う．臨床的には膝関節 90°屈曲位もよく用いる（図67）．

☑すべての計測について言えるが，標準的な方法による計

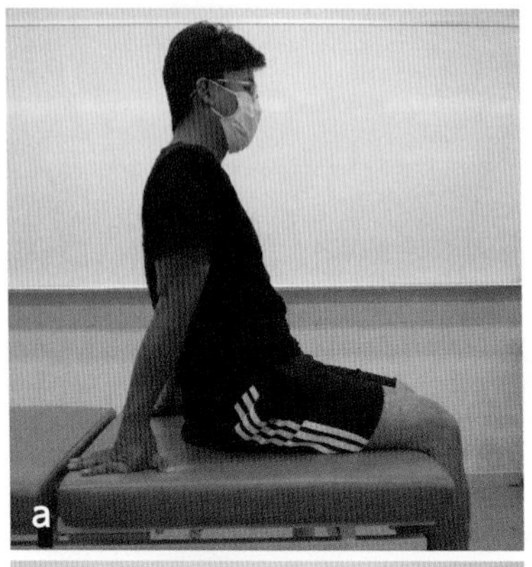

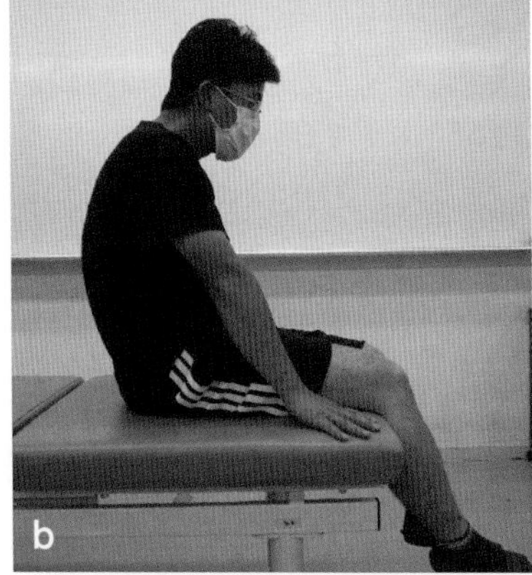

図68　THA術後症例（急性期）股関節屈曲MMT

測が基本であるものの，臨床では，本計測のように変法を用いて痛みや筋力の左右差を比較することも多い．膝関節屈曲MMTにおいても膝の屈曲角度により筋力や痛みの左右差があれば，左右差があるということ自体が必

図 68 つづき

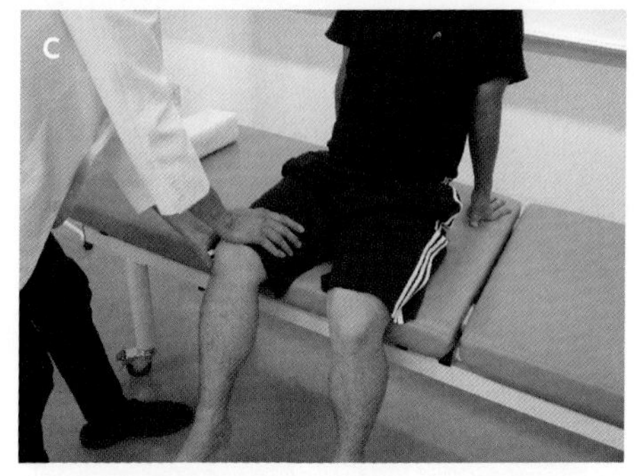

要な情報になる.

② 股関節 MMT

a) 股関節屈曲 MMT（図 68，ビデオ 064）

- 膝関節 MMT 同様に，股関節屈曲制限があることを考慮して端座位をとる.

☑股関節は 90° 以上屈曲できないため，患者さんはやや後方に手をつく（図 68-a）.
☑股関節の屈曲制限があるにもかかわらず手を前につくということは，患者さんは骨盤を後傾している（図 68-b）.

- 体幹伸展や股関節外旋の代償が入らないように注意する（図 68-c）.

b) 股関節伸展 MMT（図 69，70，ビデオ 065，066）

- 腹臥位がとれないため，背臥位で行う.
- PT は患者さんの足部を保持して，患者さんに股関節を伸

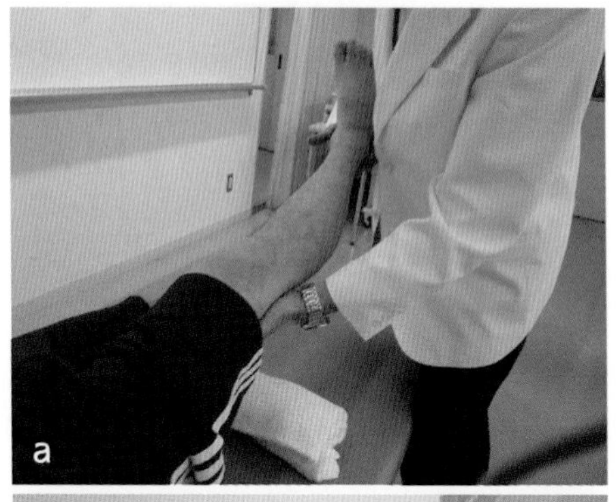

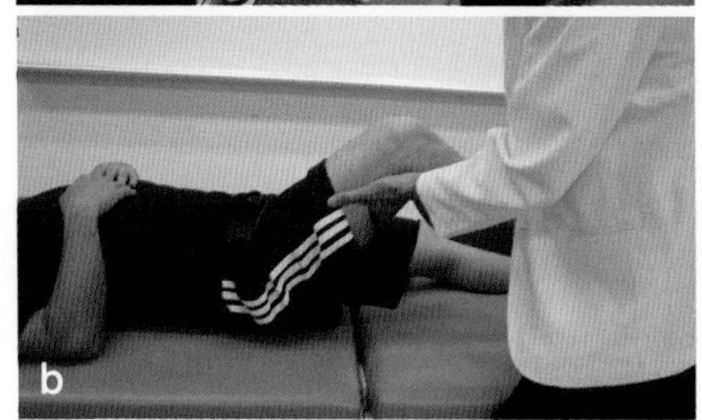

図69　THA術後症例（急性期）股関節伸展MMT ①背臥位

展してもらう．

- 抵抗は大腿遠位や膝窩部に加える（**図69-a**）.
- 大殿筋の筋力を計測したい場合は膝関節を屈曲してもらい，PTは大腿遠位に抵抗をかけて行う（**図69-b**）.
- 体幹を伸展させるなどの代償も起きやすいため，注意するよう，声がけをする.
- 別法として，片足ブリッジにより左右差を判断することもできる．**図70-a**は右殿筋の筋力検査となる.
- 片足でブリッジ動作が難しい場合は両足で行い，殿筋収縮の左右差を確認する（**図70-b**）．その場合，膝関節は90°

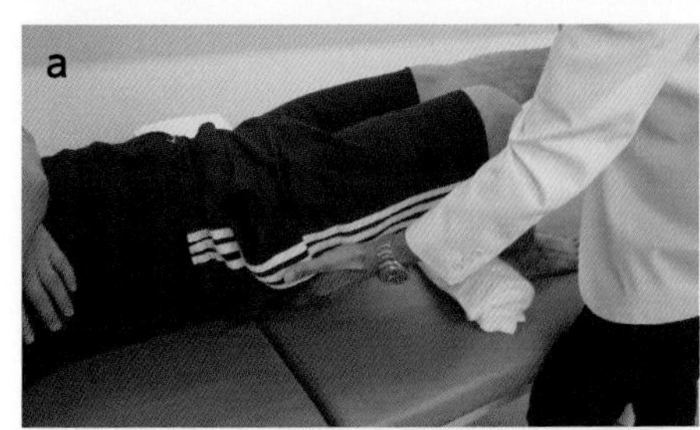

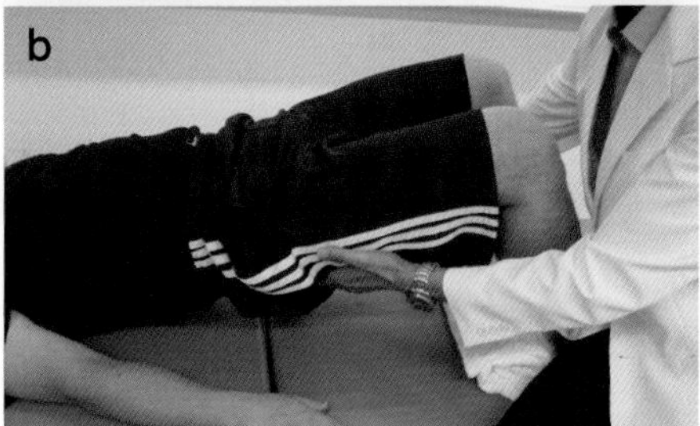

▶066

図70　THA 術後症例（急性期）股関節伸展 MMT ②ブリッジ

として左右同じ肢位で行い比較する．

- 膝関節屈曲角度を増やすと殿筋，減らすとハムストリングスの収縮が増える．
- ブリッジでは，動作中に殿筋の触診も行いやすい．

c）股関節外転 MMT（図71，72，ビデオ067，068）

- 急性期であり，股関節内外転中間位もしくは軽度外転位で行うと代償が少ない（図71）．
- 股関節内外旋が起きないように注意する．
- 重要 患者さんは脱臼肢位をとらないように気をつけている．PT が脱臼肢位に注意を払っていることを伝えると，患者さんは安心する．

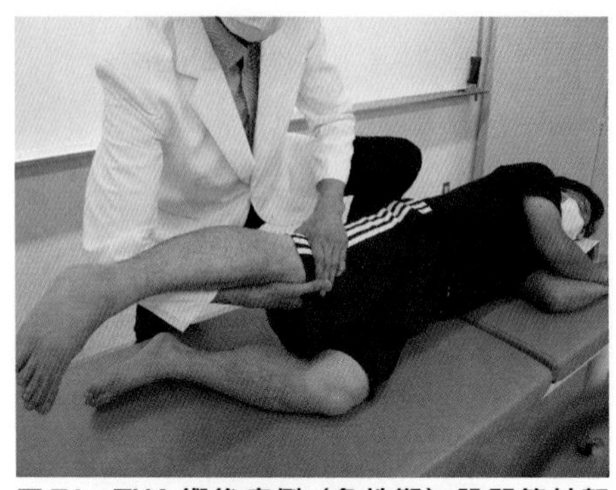

▶067

図71　THA術後症例（急性期）股関節外転MMT ①側臥位

「脚を広げる力を測りますが，脚が閉じないように私が支えます．脱臼する姿勢にならないように注意して行います」

- 股関節外転時に背臥位に戻ろうとする代償が起こりやすいため，骨盤が回旋してこないように，PTの下腿もしくは大腿で患者さんの骨盤を固定する．

「骨盤を固定するために，私の足を骨盤に当てさせていただきます」

- 計測時に内転してくる（力が抜けて足が下がる）場合は，PTの前腕（**図71**では右手）で支える（**図71**）．
- 股関節伸展制限があるので，股関節は軽度屈曲位となることを考慮する．
- 反対側（ベッド側）の下肢は安定のため屈曲してもらう．
- 抵抗をかける位置を膝関節近位にすると，骨盤の固定や強い内転方向への抵抗にならないため良い．
- 急性期は，側臥位で股関節外転位を保持できるかといった，

▶068

図72 THA 術後症例（急性期）股関節外転 MMT ②背臥位

まず安全を確認するところから始める.

背臥位で行う別法（図72）

☑患者さんが背臥位となった後に外転してもらい，PT が両下肢のあいだに入る.

☑これにより，内転しても PT の足に当たるためそれ以上の内転が起きず，患者さんは外転筋力を安心して出力しやすくなる.

d）股関節内転 MMT（図73，ビデオ 069）

- 股関節内転方向の動きは脱臼肢位と関連するため，行ってよいか実習指導者に確認する.
- 側臥位では患側がベッド側になるため患者さんが痛みを伴う場合もあり，急性期では側臥位での実施は困難なことが多い.
- 筋力の確認方法は，背臥位で股関節を外転してもらい，PT が両下肢のあいだに入り外転位を保持，患者さんに内転してもらう（**図73**）.
- 患者さんの両下肢のあいだに入るため内転運動が起きず，

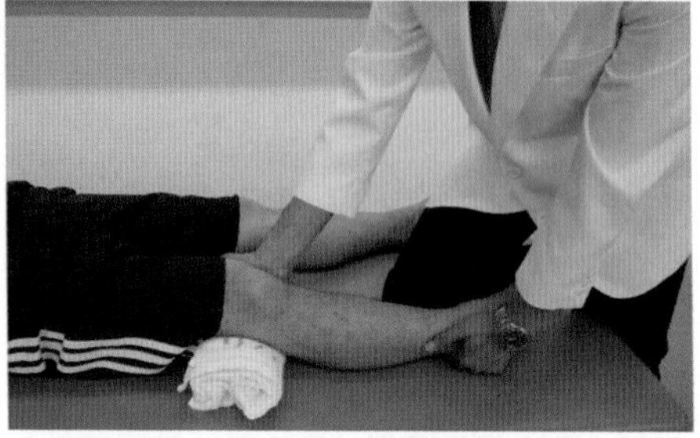

▶069

図73　THA術後症例（急性期）股関節内転MMT

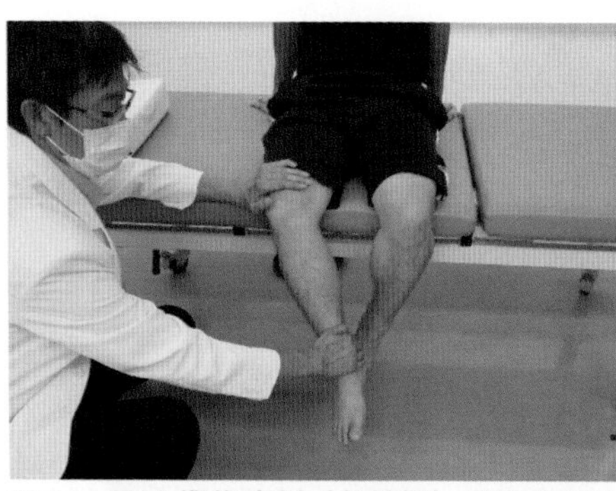

▶070

図74　THA術後症例（急性期）股関節外旋MMT

比較的安全に股関節の内転筋力を確認できる．

e）股関節外旋MMT（図74，ビデオ070）

- 股関節屈曲70°のため，患者さんの手はベッド後方につき，端座位をとる．
- 自動運動での股関節外旋可動域を確認する．
- 股関節屈曲，外転の代償が起きないように，PTが患者さんの膝関節外側部をおさえて固定する（図74のPTの左手）．

▶071

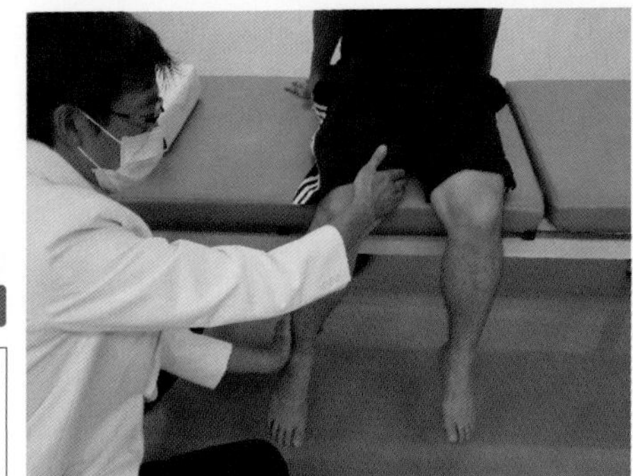

図 75 THA 術後症例（急性期）股関節内旋 MMT

- 股関節内外転 0° の位置で外旋してもらう.

f）股関節内旋 MMT（図 75，ビデオ 071）

- 脱臼肢位となるため，実習指導者に計測してよいかを確認する.
- 端座位の股関節内旋角度計測と同様の肢位をとる.
- 自動運動であるが保持できないこともあり，下腿の下垂位からの筋力で左右差を確認することもある.

③ 足関節 MMT

- TKA 術後症例急性期と同様（図 36〈p.55〉～ 38〈p.57〉）.

D. 回復期の下肢 MMT

症例：右股関節伸展 10°，屈曲 100°，最終可動域を自分で保持できる，術後 3 週，THA は後方アプローチで手術

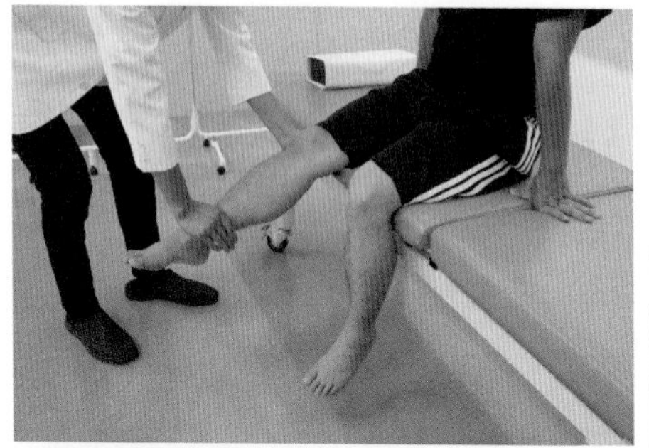

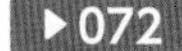

図 76　THA 術後症例（回復期）膝関節伸展 MMT ①標準の方法

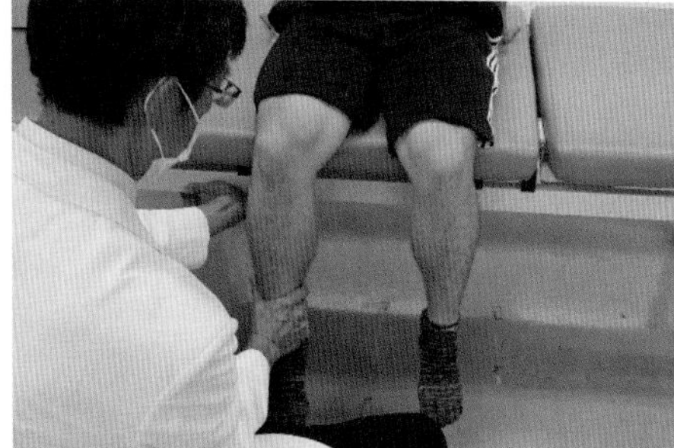

▶073

図 77　THA 術後症例（回復期）膝関節伸展 MMT ②膝関節 90° 屈曲位

① 膝関節 MMT

a）膝関節伸展 MMT（図 76，77，ビデオ 072，073）

- 急性期に準ずるが，股関節屈曲可動域が改善しているので座位姿勢が楽になる．

b）膝関節屈曲 MMT（図 78，ビデオ 074）

- 腹臥位が可能かを確認して，可能であれば腹臥位で実施する．

▶074

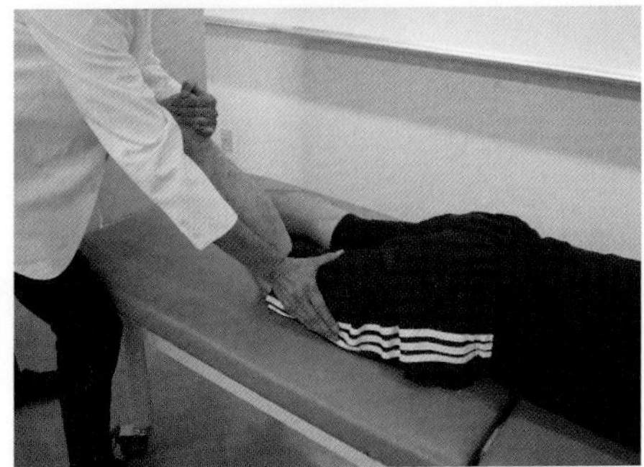

図 78　THA 術後症例（回復期）膝関節屈曲 MMT

☑難しそうであれば，端座位で行う（急性期に準ずる）（図 67〈p.83〉）.

• 膝関節屈曲角度は 45°で行い，大腿部遠位外側を固定する.

② 股関節 MMT

a）股関節屈曲 MMT（図 79，ビデオ 075）

• 急性期に準ずるが，股関節屈曲可動域が改善しているので，手はあまり後方につかない.
• ただ，屈曲可動域が 100°のため，端座位をとると大腿のベッドからの挙上は少なくなることを意識して行う.

b）股関節伸展 MMT（図 80，81，ビデオ 076，077）

• 腹臥位が可能かを確認して，可能であれば腹臥位で実施する（図 80）.

☑難しそうであれば，急性期に準じて背臥位で行う（図 69，p.86）.

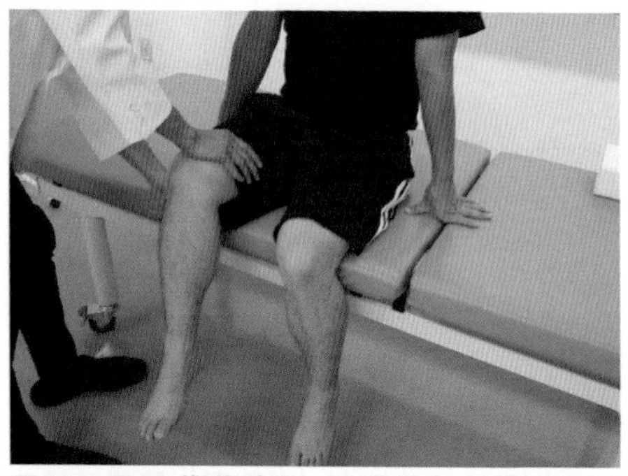

▶075

図 79　THA 術後症例（回復期）股関節屈曲 MMT

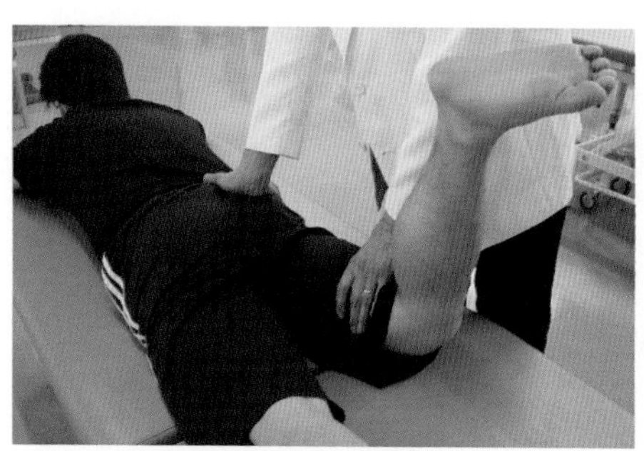

▶076

図 80　THA 術後症例（回復期）股関節伸展 MMT ①

- 腹臥位で行う場合，股関節伸展可動域がおおよそ 10° 以上ない場合は腰椎の代償が起きやすい.
- 別法として，患者さんが動ける場合は**図 81** のように腹臥位で上半身はベッド上，股関節から遠位はベッドから出して，計測する.
- 急性期にも記載したが，片足ブリッジは参考になる（**図 70-a**〈p.87〉）.

▶077

図 81　THA 術後症例（回復期）股関節伸展 MMT ②

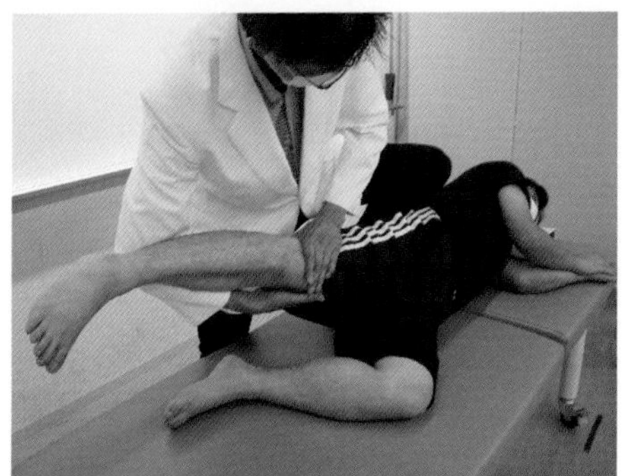

▶078

図 82　THA 術後症例（回復期）股関節外転 MMT

c）股関節外転 MMT（図 82，ビデオ 078）

- 基本的な注意点は急性期に準ずる．
- 股関節伸展可動域が増しているので，図 82 のように骨盤を腹臥位方向へ軽度傾け，PT の下腿もしくは大腿でしっかり固定する．

d）股関節内転 MMT（図 83，ビデオ 079）

- 基本的な注意点は急性期に準ずる．

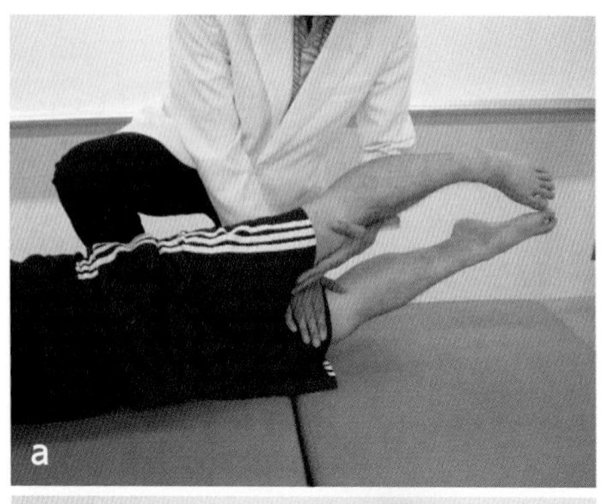

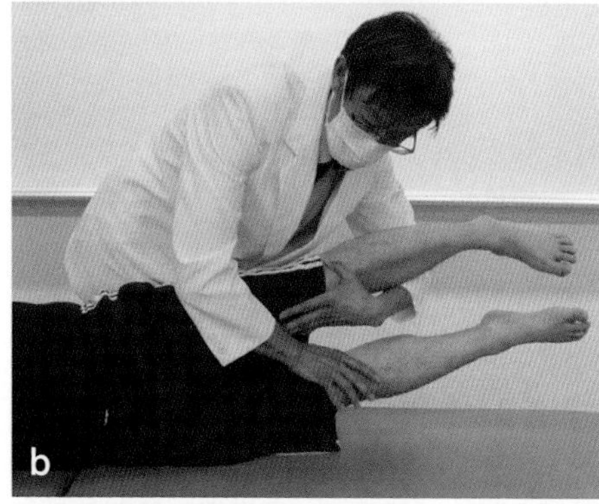

▶079

図83　THA術後症例（回復期）股関節内転MMT

- 股関節伸展可動域が増しているため，股関節屈伸0°の中間位で骨盤をPTの下腿（**図83-a**）もしくは大腿（**図83-b**）でしっかり固定する．

e）股関節外旋MMT（**図84**，**ビデオ080**）

- 基本的な注意点は急性期に準ずる．
- 股関節は90°以上屈曲するため，端座位をとってもらう．
- 股関節屈曲，外転の代償を抑制する（**図84**のPTの左手）．

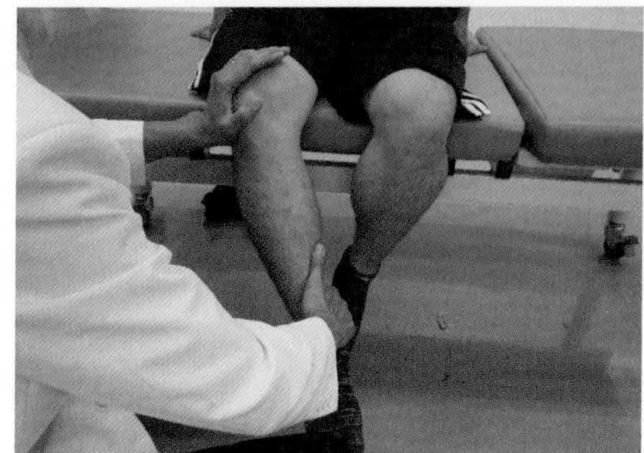

▶080

図 84 THA 術後症例（回復期）股関節外旋 MMT

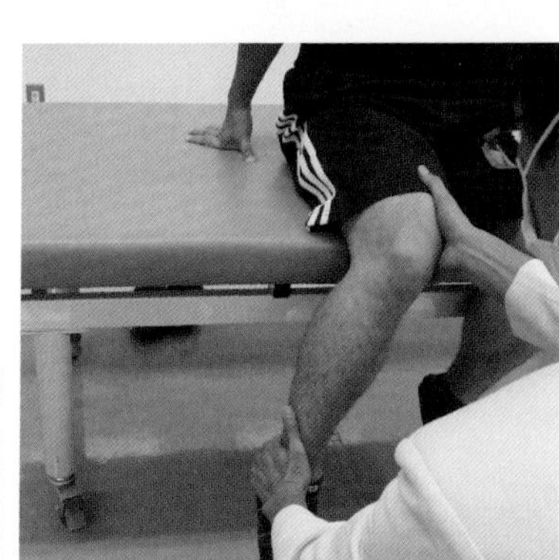

▶081

図 85 THA 術後症例（回復期）股関節内旋 MMT

f）股関節内旋 MMT（図 85，ビデオ 081）

- 基本的な注意点は急性期に準ずる．
- 股関節は 90° 以上屈曲するため，端座位をとってもらう．
- 脱臼方向と関連するため股関節屈曲，とくに内転の代償を抑制する（図 85 の PT の右手）．

③ 足関節 MMT

- TKA 術後症例回復期と同様（**図 36**〈p.55〉～**38**〈p.57〉，**図 48**〈p.65〉）．

5章

膝関節，股関節症例に対するROM運動と筋力増強運動

5-1 基本的な治療の進め方

A. 症例に合った具体的なROM運動の実施

- 治療する関節の可動域改善を目的とする場合は，その関節のみにフォーカスして可動域練習をする．

☑動作としての可動性や運動のタイミングなどを考える場合は運動連鎖を考える必要があるが，ここでは単関節の可動域改善とする．

- 可動域計測でいう基本軸もしくは移動軸のどちらかを固定して，可動域の改善を図っていく．
- ゆっくりと痛みの程度を確認しながら，繰り返し反復することから開始する．

☑痛みの程度をどこまでとするかについては議論があるが，たとえばNRSの5まで許容する，安静時痛より2以上増加させないことなども一つの目安である．

- 実際には，痛みの出る部位を確認し，その部位の解剖学的組織を予想し，その組織（筋肉など）をストレッチした場合に可動域は改善するか，痛みは軽減するかを確認する．
- 上記のように治療のターゲットを解剖学的にどの組織(筋，関節包など）にするかを検討しながら，ROM運動を繰り返す．
- このように実際の臨床場面では，症例の治療効果をその場で確認しながら治療プログラムを修正していく．
- 問診において，関節の位置を少し変えたり（膝の場合，少し内旋すると屈曲が楽になるなど），姿勢を変化させることなどにより痛みや症状の増減があるかを確認する.

- 問題点を導き出していくには,「どうすると痛みが強いですか」と質問する.
- 治療に結び付けるためには,「どうすると痛みが減りますか」と質問する.

B. 症例に合った具体的な筋力増強運動の実施

- ある動作ができないのはどの筋肉が弱いからか，MMT と動作から推察する.
- その筋肉の筋力増強を行うことを目的とする.
- まず，その筋肉が最も収縮する肢位や角度を評価する.
- プログラムに結び付けるための評価として，筋収縮の触診を併用する.
- 痛みを考慮すると，OKC の方法から考えることが多い.
- 次に，目的とする動作に結び付けて筋力増強運動を実施する.
- 立ち上がりや歩行など荷重時に筋出力が必要と考えた場合は，CKC で筋出力が発揮される方法を考える．これも触診を行い，目的の筋がより収縮する方法を検討する.
- 患者さん自身がその筋に触れることができる場合は，筋の硬さを確認することによりフィードバックが可能となる.
- 最後に，目的の動作において筋収縮が増え，動作がスムースに行えるようになったかを確認する.

筋力増強運動で重要なバイオメカニクス（図 86）

☑図 86-a のように足の裏が床についているときは，人は床を押している状態である.

☑静止時, 動作時も同様で, その瞬間に人は床を押している.

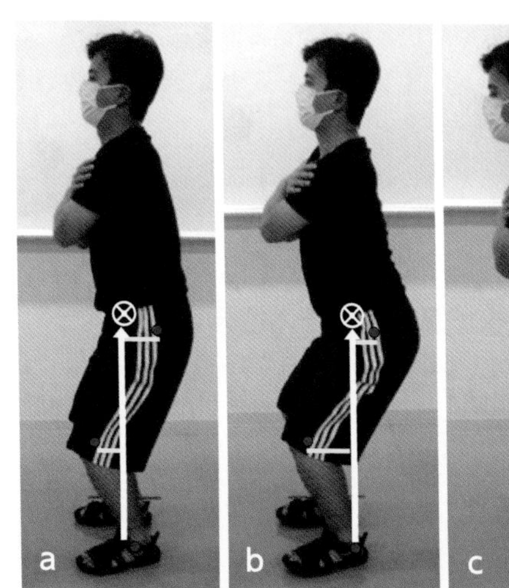
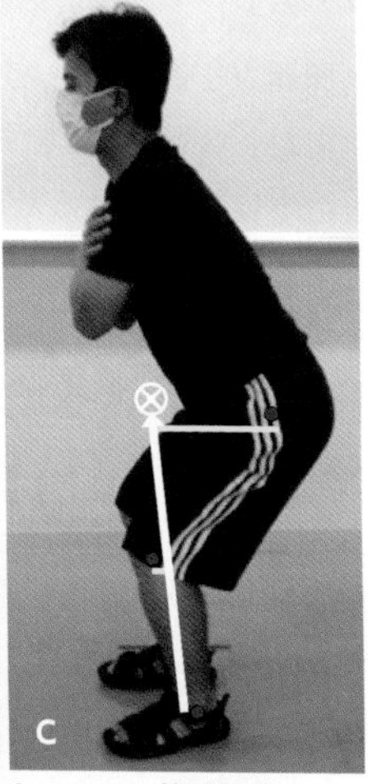

図86　筋力増強運動で重要なバイオメカニクス（矢状面）

- ☑その肢位が瞬間的に保持されているということは，床は逆に人を同じ力で，人が加えた床への力と反対方向の力で押し返していることになる．
- ☑これが床反力で，床反力は通常，身体重心に向かう．
- ☑立位時の重心はおおよそ仙骨前方と考えられ，床反力はこの重心に向かう．

〈股関節と膝関節を例に考える〉

- ☑各姿勢の違いによる床反力と重心の位置関係は，**図86-a～c**のようになる．
- ☑重心は重力により膝を屈曲させようとする（外部モーメント）．
- ☑その状態で持ちこたえているということは，膝を伸展する筋肉が働いている（内部モーメント）．
- ☑この内部モーメントと外部モーメントは方向が反対とな

り，釣り合っていると考える.

- ☑力の大きさは，床反力×床反力と目的の関節の中心までの距離（レバーアーム長）で表される.
- ☑症例は，この床反力の大きさと方向，関節中心からの距離を無意識に操作して，痛みが出現しないように，筋力低下があった場合はその筋を使わないように代償している.
- ☑観察による動作解析も，この代償のメカニズムを考慮に入れるとよい.
- ☑筋力増強も同様に，このメカニズムで最も筋収縮すると考えられる肢位を工夫することにより，特定の筋肉の出力を上げることができる.
- ☑スクワット時に体幹を垂直に立てると，重心は**図 86-b**のようになる．**図 86-a**と比較すると，膝関節中心とそこから床反力までの距離であるレバーアーム長は長くなり，大腿四頭筋の活動が増える（膝関節伸展モーメント：内部モーメント）．一方，股関節と床反力のレバーアーム長は減るため，大殿筋の筋活動は低下する.
- ☑同様に，お尻を後方に突き出し体幹を前傾すると，重心が前方に移動し床反力が前方へ傾く（**図 86-c**）.
- ☑すると膝関節と床反力とのレバーアーム長は短くなり，股関節とのレバーアーム長は長くなる.
- ☑つまり大腿四頭筋の筋出力は減少し，大殿筋の筋出力は増加する.
- ☑このように重心と目的とする関節の位置を考えると，どの筋の筋力強化をしたいかを組み立てることができる．そして目的とする筋の触診も，その確認のため重要となる.

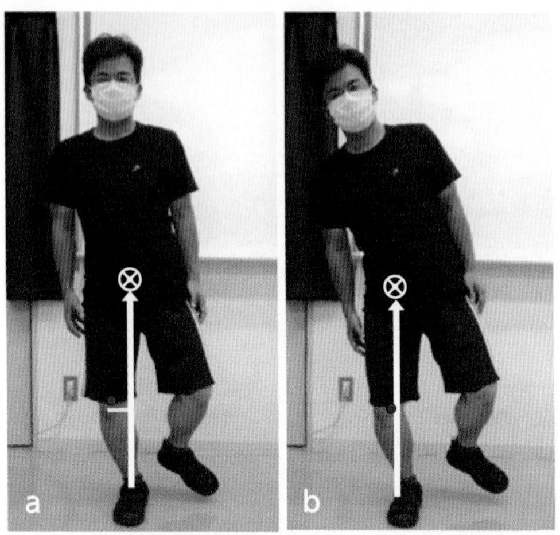

図87　筋力増強運動で重要なバイオメカニクス（前額面）

注意 実際は，関節モーメントは同時収縮の影響も受けるため，必ずしも筋収縮とこのモーメントがイコールにはならないが，臨床的には十分に役立つ考え方である．

- 上記は矢状面で説明したが，前額面でも同様である（**図87**）．
- 内側型変形性膝関節症症例が立脚期に同側に体幹を側屈する（**図87-b**）のは，前額面上で重心を膝関節に近づけることで前額面上のレバーアーム長を短くして，膝関節にかかる外部からの内反方向へのモーメントを減少させる代償と考えられる．

▶082

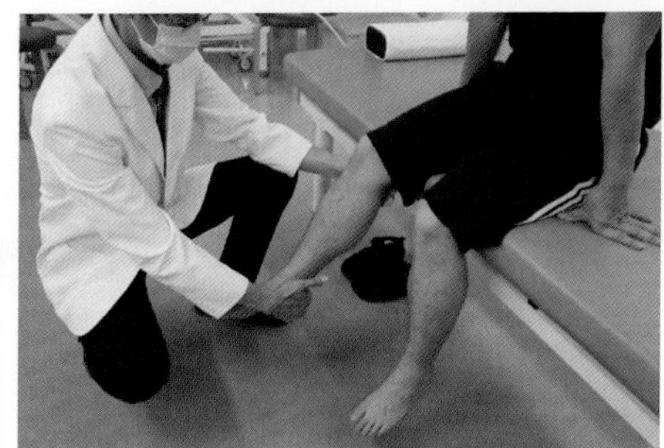

図 88　TKA 術後 膝関節屈曲 ROM 運動①
端座位：膝関節屈曲 90° 未満

5-2 膝関節疾患術後

A. 膝関節疾患術後の ROM 運動

① 膝関節屈曲 ROM 運動

a）端座位で行う場合

1）膝関節屈曲角度が 90° 未満の場合（例：60°）（図 88，ビデオ 082）

- 図 88 のように端座位をとってもらう．
- 深く座ると膝屈曲が行いにくいため，PT の手の厚さ分ぐらいの間隔をベッドと下腿のあいだに確保する．
- PT は足部と膝窩部を保持して，下腿の重さを支える．
- 下腿にかかる重力を利用するため，患者さんには力を抜いてもらう．
- 患者さんの表情を確認しながら下腿の支えを少しずつ緩め，重力を用い膝関節を屈曲していく．
- 最終域では，手を完全には離さずわずかに保持をして，さらに力を抜いてもらい，屈曲角度を増やしていく．エンド

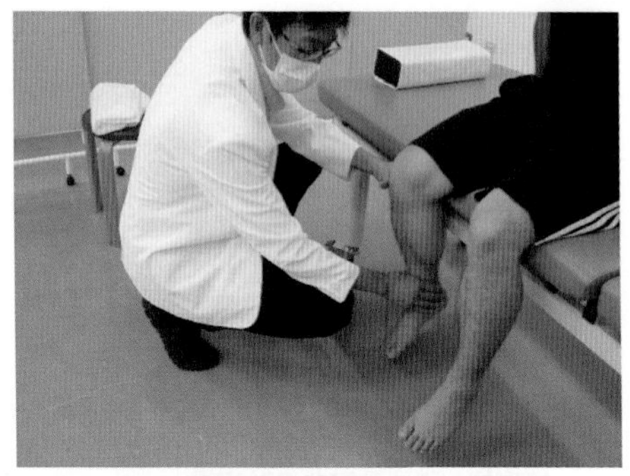

▶083

図89　TKA術後 膝関節屈曲ROM運動②
端座位：膝関節屈曲90°以上

フィールを確認する．

- 殿部が浮くなどの代償動作に注意する．
- 痛みがない場合は，PTが徒手的に屈曲方向に力を加える．

2）膝関節屈曲角度が90°以上の場合（図89，ビデオ083）

- 図89のように90°以上の膝屈曲角度から可動域を増大させるためには，PTが屈曲方向に押しながら可動域を増やしていく．
- 下腿後面がベッドに当たることを考慮して，少し浅く座ることなどで対応する．

b）背臥位で行う場合（膝関節屈曲角度が90°以上）（図90，ビデオ084）

- 90°以上，とくに関節角度が増えるほど，端座位ではROM運動が行いにくくなる．
- 背臥位で下腿近位と足部を持ち下腿近位を固定して足部を下げていく（図90）ことで，膝関節の屈曲方向のROM運動ができる．

▶084

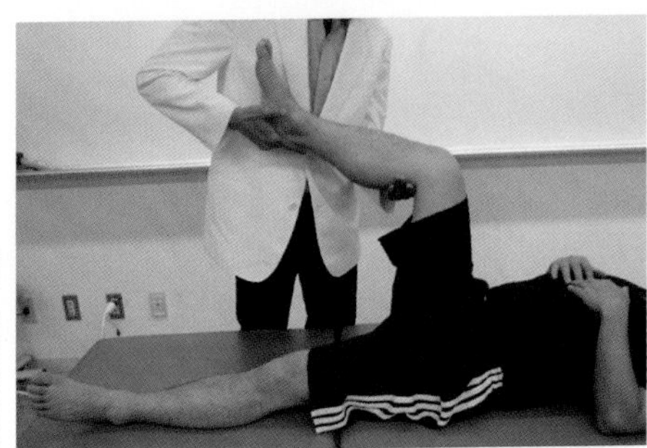

図 90　TKA 術後 膝関節屈曲 ROM 運動③背臥位

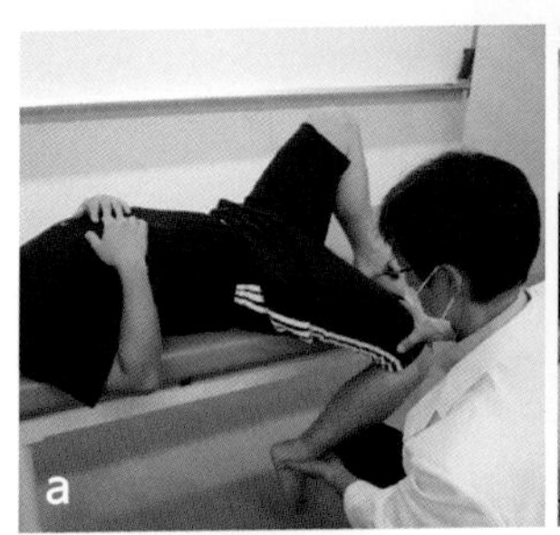

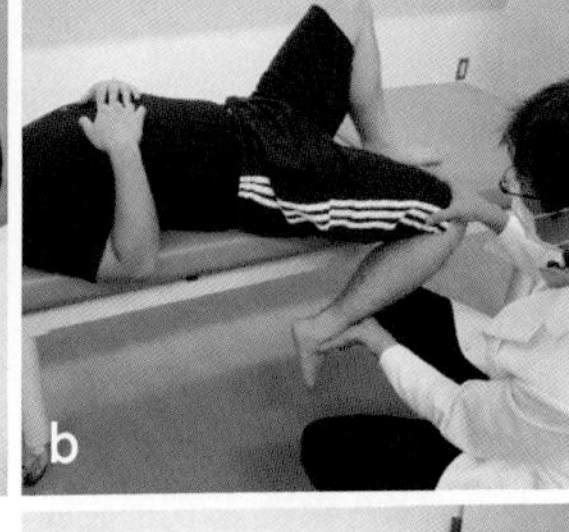

図 91　TKA 術後 膝関節屈曲 ROM 運動④ストレッチ 大腿直筋

▶085

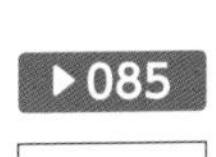

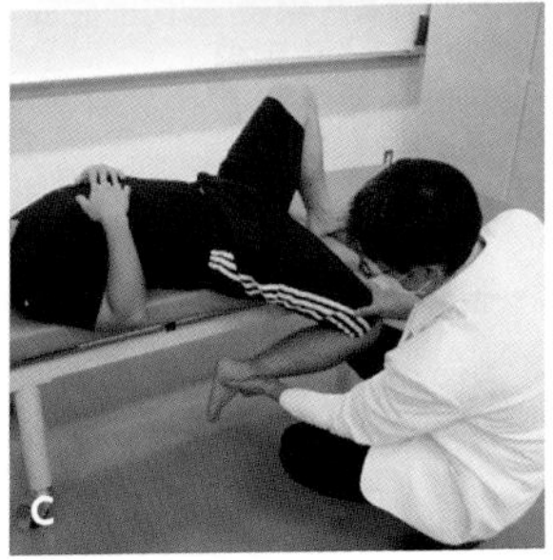

c) 膝関節の 2 関節筋（大腿直筋）の影響を考える（図 91，ビデオ 085）

- 背臥位で下腿をベッドから垂らし，股関節の伸展をコント

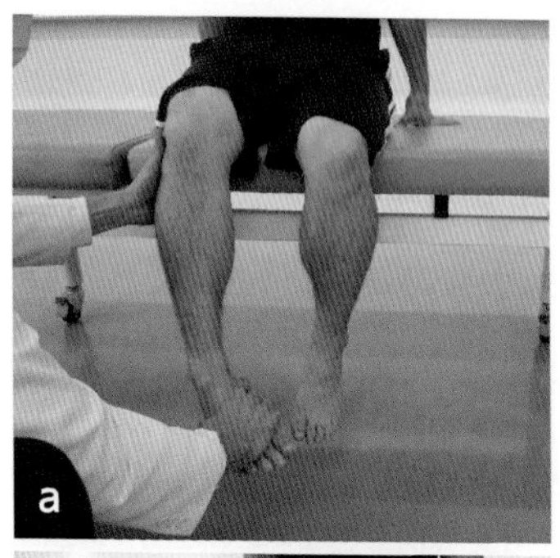

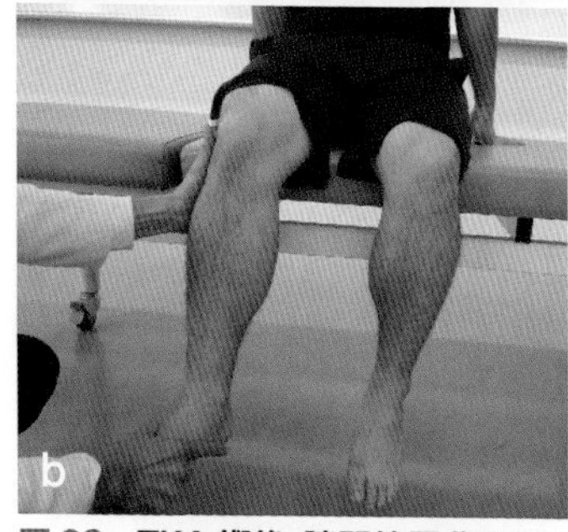

図92　TKA術後 膝関節屈曲ROM運動⑤応用編

ロールしながら膝関節を曲げていく．

- 股関節伸展角度を増やす（**図91-c**）と大腿近位に伸張感があり，股関節伸展角度を減らして膝を屈曲する（**図91-b**）と，患者さんが膝関節近位の伸張感を訴えることが多い．
- どこを伸ばしたいのか，伸張感を聞きながら肢位を変えていくと，伸張感の位置が変わる．
- 股関節の伸展角度にあまり影響を受けず同一の膝関節近位に伸張感があれば，2関節筋の影響よりも，膝関節近位（周

図 92 つづき

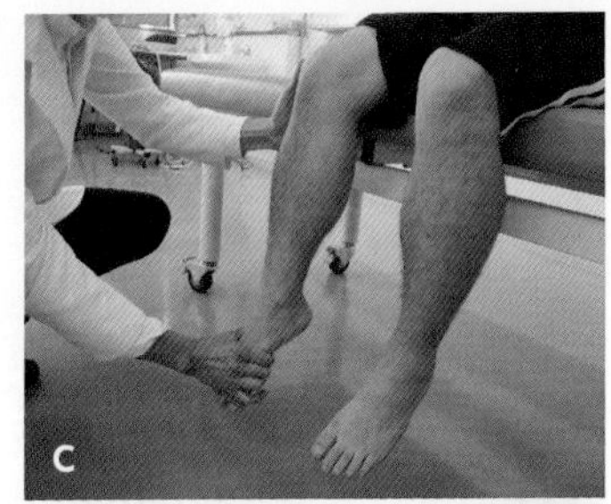

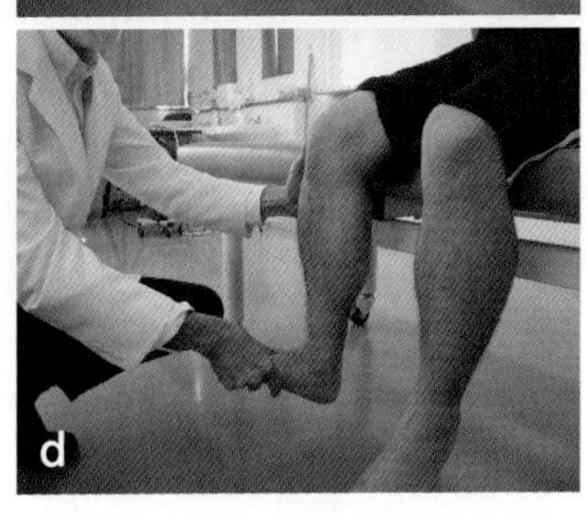

辺）の伸張性低下を疑う.

d）膝関節内外旋や足関節底背屈による膝関節屈曲の差（図 92，ビデオ 086）

- 膝関節屈曲 ROM 運動時に，下腿の内旋（図 92-a）や外旋（図 92-b）を加えた場合の伸張感を確認する.
- 同様に，底屈（図 92-c），背屈（図 92-d）による影響も検討する.
- 痛みが少なく動かしやすい肢位から可動域を増やしていくことも考える.

② 膝関節伸展 ROM 運動（図 93，94，ビデオ 087，088）

- PT が患者さんの踵部と膝窩部を支え，患者さんに膝を伸展してもらいながら，踵をベッド上をすらせるようにして

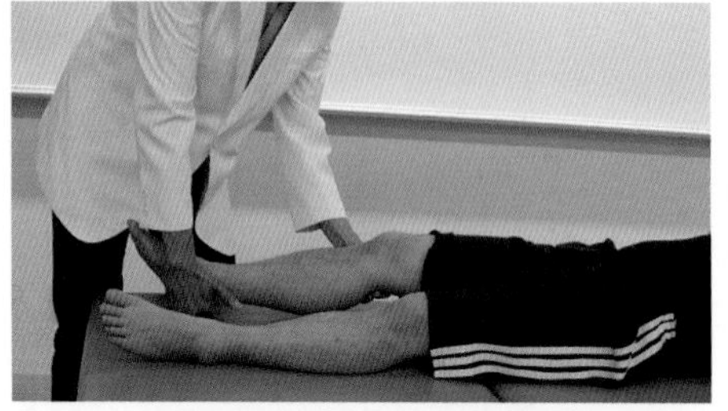

▶087

図93　TKA術後 膝関節伸展ROM運動①背臥位

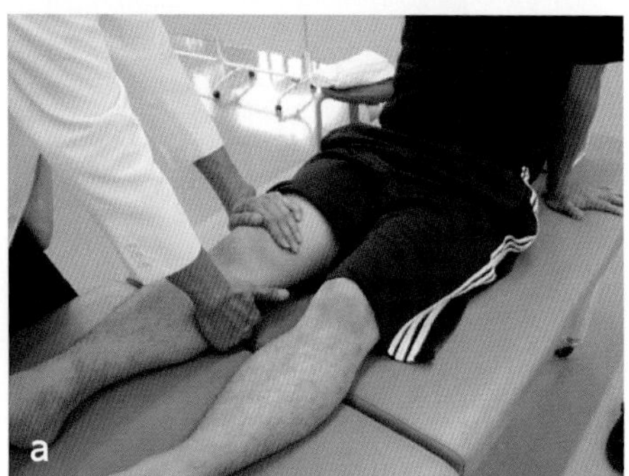

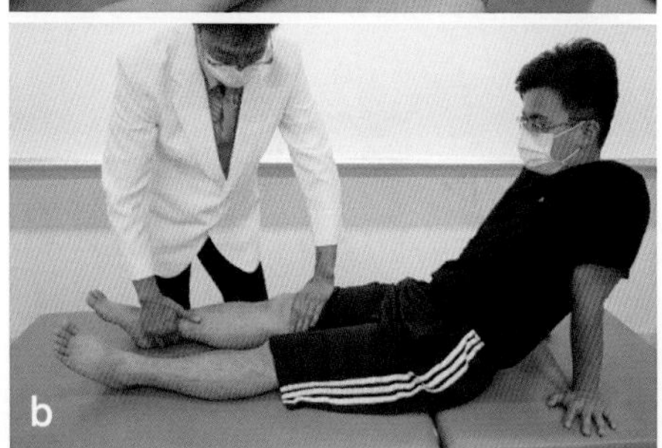

▶088

図94　TKA術後 膝関節伸展ROM運動②長座位

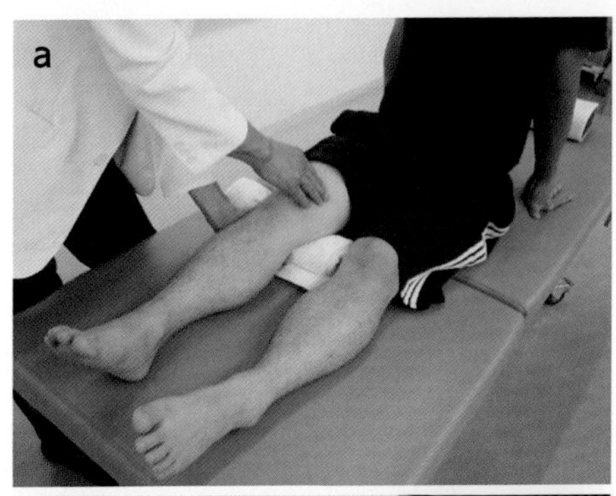

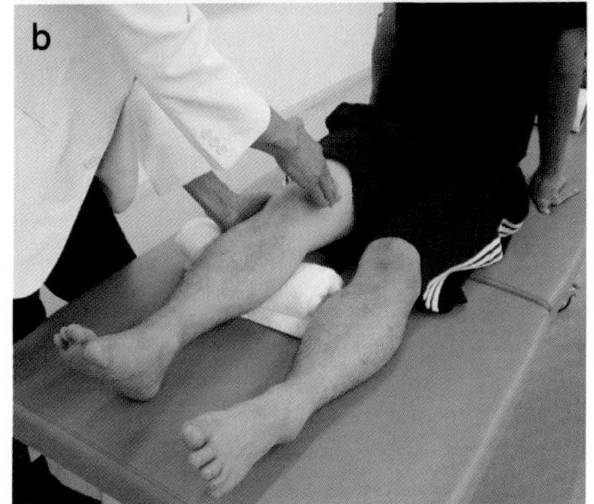

▶089

図 95　TKA 術後 膝関節伸展筋力増強運動①
大腿四頭筋 setting

膝伸展をアシストする（図 93）.

- ハムストリングスの制限をなくすためには，背臥位で行うとよい.
- 痛みが少ないときなどは，PT が大腿部遠位と下腿近位に抵抗を加え膝を伸展させる（図 94-a）.
- また，PT が下腿遠位を持ち，尾側のほうへ力を加え膝関節を牽引して，膝を伸展させる（図 94-b）.

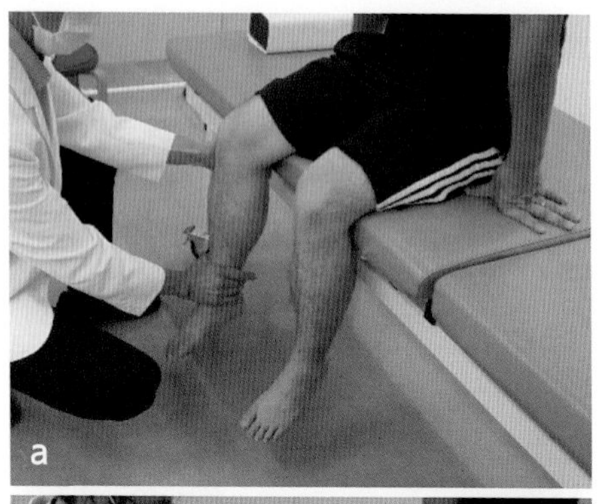

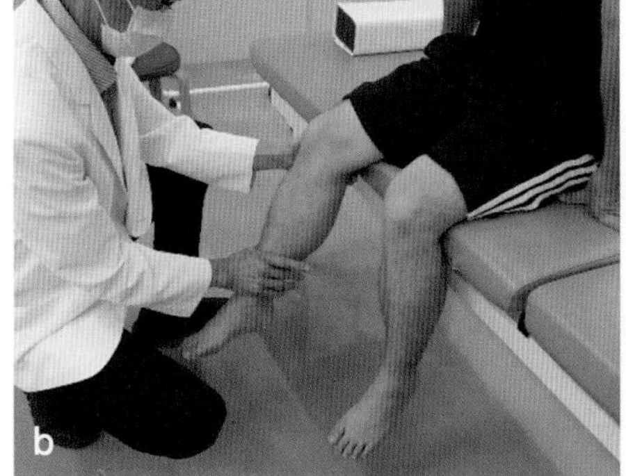

**図96　TKA術後 膝関節伸展筋力増強運動②
端座位**

B. 膝関節疾患術後の筋力増強運動

① 膝関節伸展筋力

a）大腿四頭筋 setting（内側広筋）（図95，ビデオ089）

- extension lagがある場合，完全伸展位では大腿四頭筋の収縮は得られにくい．
- 巻いたタオルなどを膝窩部に入れて，収縮しやすい屈曲角度にする．

図96 つづき

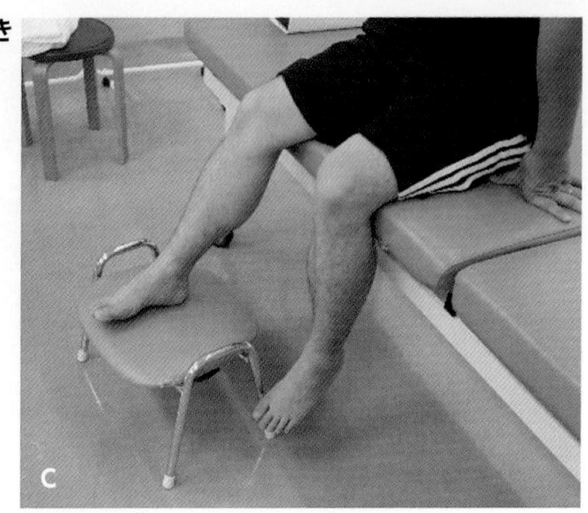

- 内側広筋の収縮は触診にて確認する.
- タオルの位置も，膝窩部か膝窩部より近位か（**図95-a**），もしくは遠位か（**図95-b**）で，内側広筋の収縮が変化することがある.
- 足関節は背屈か底屈か検討する.
- 最も筋収縮が得られる方法から進めていく.
- 膝窩部を下に押し付ける方法がうまくできない場合は，膝窩部を高くして，そこから膝を伸展して踵部を持ち上げる方法ならば収縮しやすいこともある.

b) 端座位における膝関節伸展筋力増強運動（図96，ビデオ090）

- **図96-a** のように，端座位から膝関節伸展をしてもよい.
- extension lag がある場合は，その角度までの筋力増強運動となる（**図96-b**）.
- 膝関節屈曲制限がある場合は，力を抜いたときに足が置けるよう椅子を置くなどするとよい（**図96-c**）.

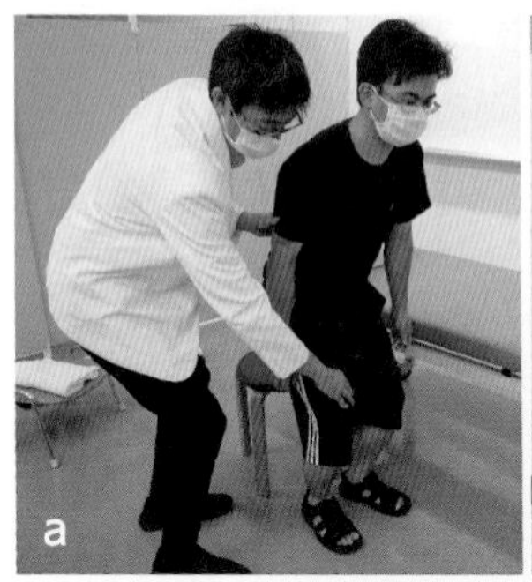

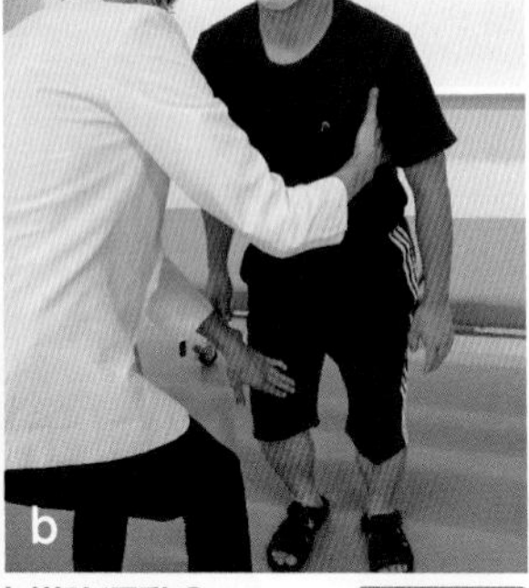

**図97　TKA術後 膝関節伸展筋力増強運動③
スクワット**

▶091

c）スクワット（椅子からの立ち座り）による，大腿四頭筋の筋力増強運動（図97，ビデオ091）

- 椅子を用いると安全が担保できる（**図97-a**）.
- まず椅子座位から開始し，踵部と椅子との位置を確認する.
- 膝関節屈曲制限がある場合は，踵部分が前方にくる.
- 左右差のないスクワットを行う場合や筋力が弱い場合は，ベッドなど高い位置からの立ち上がりが楽である.
- 転倒予防のため，**図97-b**のように腋窩部を支えられるように準備する.
- 内側広筋の収縮を触診で確認することができる（**図97-a**）.
- 体幹の前傾角度により，内側広筋の負荷を増減させる（**図97-b**）.
- 体幹前傾を減らして，体幹を垂直にすると内側広筋への負荷が増える.

- 痛みがなく，患者さんに最も適した肢位を決めていく.
- 膝がつま先より前へ出ないようにする.

5-3 股関節疾患術後

A. 股関節疾患術後の ROM 運動

① 股関節屈曲 ROM 運動

a）背臥位で行う場合（図 98，ビデオ 092）

- PT は，患者さんの下腿近位と踵骨（もしくは足部）を保持し，安定していることを確認する（図 98-a）．症例の下肢の重さをしっかりと支えることが重要.
- 痛みについての患者さんの表情・訴え，エンドフィールを常に確認する.
- 反対側の膝が屈曲してきたら，骨盤後傾の代償が起きてきたことが予想できる．つまり，ROM 運動をしている股関節屈曲の最終域である.
- 反対側の膝が屈曲しないように，PT の下腿で患者さんの大腿遠位をおさえる（図 98-b　股関節内外旋中間位での屈曲）.

b）中間位以外の股関節屈曲

- 基本は股関節内外旋中間位で股関節屈曲 ROM 運動を行うが，外旋傾向が強いことも多い.
- 軽度の外旋位で痛みが少なく可動域が増えるようであれば，症状の少ない方向から可動域を増やしていく（図 98-c　股関節軽度外旋位での屈曲）.
- 靴下や靴を履くことを目的とした場合，股関節外旋位で股関節屈曲可動域が増えることも重要である.

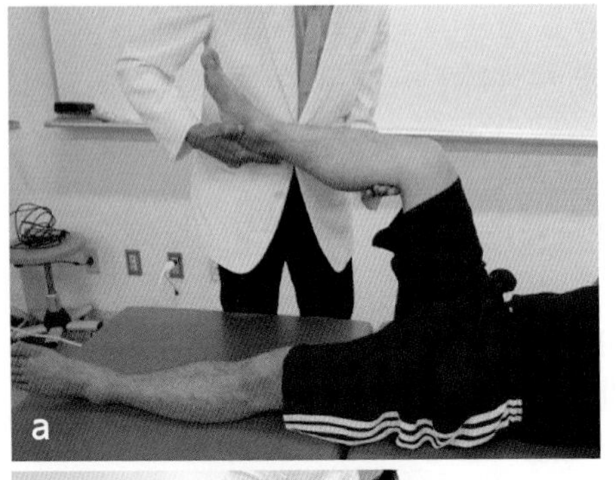

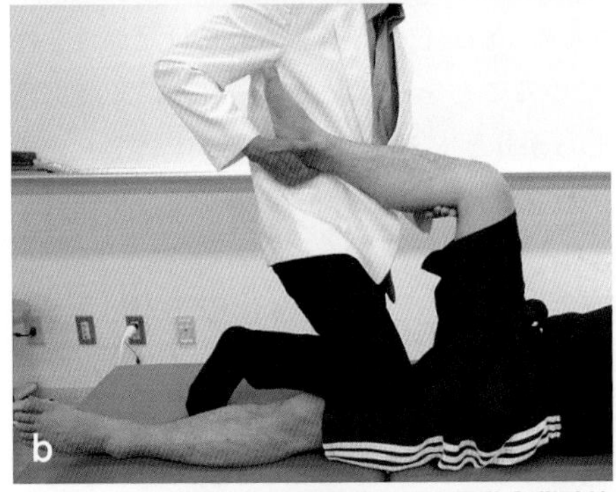

▶092

図98　THA術後 股関節屈曲ROM運動①背臥位

c）端座位で行う場合（図99，ビデオ093）

- 深めに座る（図99-a）．
- 後傾している骨盤を前傾させると，股関節屈曲のROM運動となる（図99-b）．
- イメージとしては姿勢を良くするという感じである．

d）長座位の場合（図100，ビデオ094）

- ハムストリングスの伸張性低下により，骨盤は後傾しやすくなる（図100-a）．

図 98 つづき

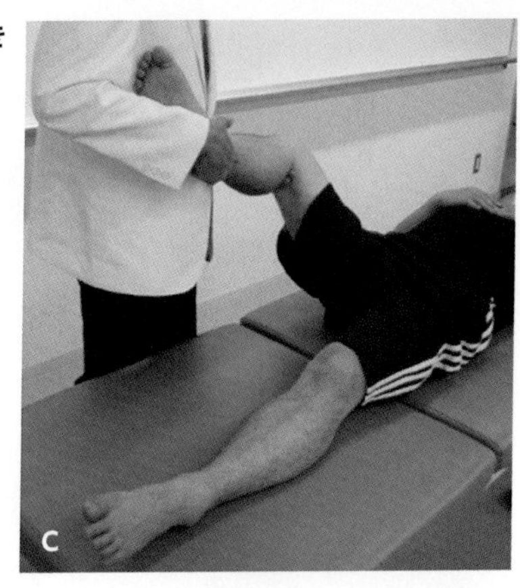

- 膝を曲げてハムストリングスを緩め，骨盤を垂直位まで前傾させると，股関節屈曲 ROM 運動となる（**図 100-b**）．
- また，その状態から膝を伸展すると，ハムストリングスのストレッチとなる（**図 100-c**）．

② 股関節伸展 ROM 運動

a) 股関節伸展制限がある場合（伸展が 0° 以下）（図 101，ビデオ 095）

- 背臥位で膝関節伸展運動を行うと股関節伸展運動となる．膝窩部と踵部を支え，踵部をベッドにすらせるように股関節，膝関節伸展 ROM 運動をする．

b) 腸腰筋のストレッチを含めて股関節伸展 ROM 運動を行う場合（図 102，ビデオ 096）

- Thomas テストを応用して，患者さんには反対側の膝を抱えてもらい，PT が患側の膝を伸展させていく（**図 102-a**）．

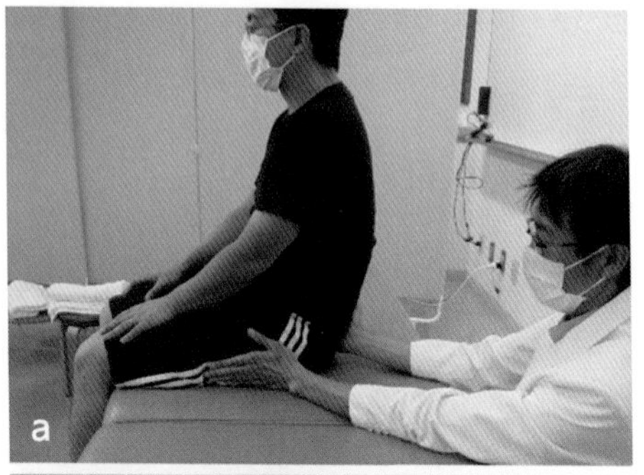

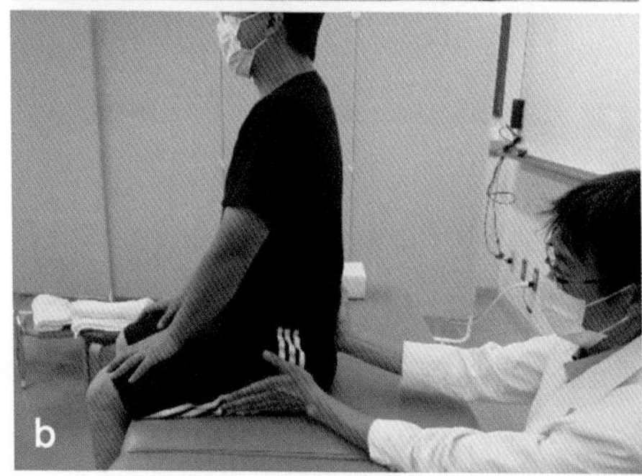

▶093

図99　THA術後 股関節屈曲ROM運動②端座位

- 股関節伸展可動域がプラスである場合，下腿をベッドから垂らし，股関節伸展ROM運動を行う（**図102-b**）.
- 腰椎の前彎が起きやすいため，反対側の膝を抱えると腰椎前彎が抑制できる.
- 加えてPTが上前腸骨棘をおさえ，骨盤前傾を抑制することも重要である.

③ 股関節外転ROM運動（図103，ビデオ097）

- 背臥位で下肢全体の重さをPTが支える.

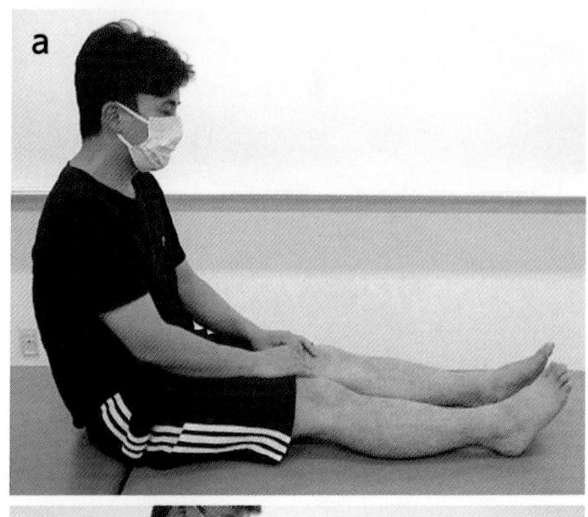

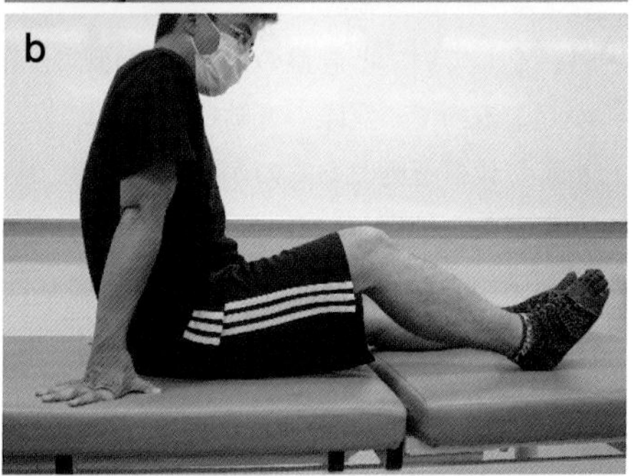

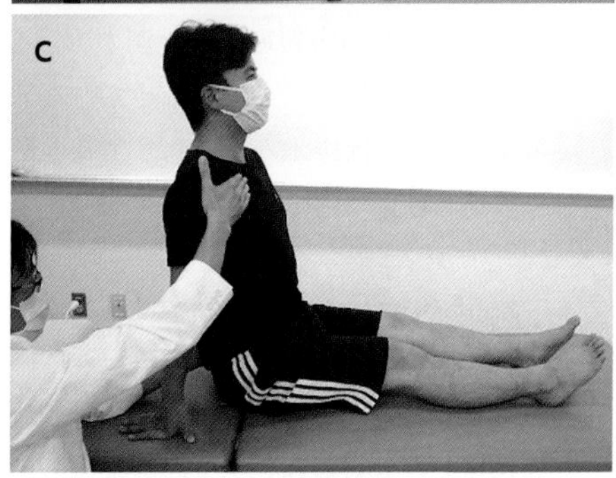

▶094

図 100　THA 術後 股関節屈曲 ROM 運動③ 長座位

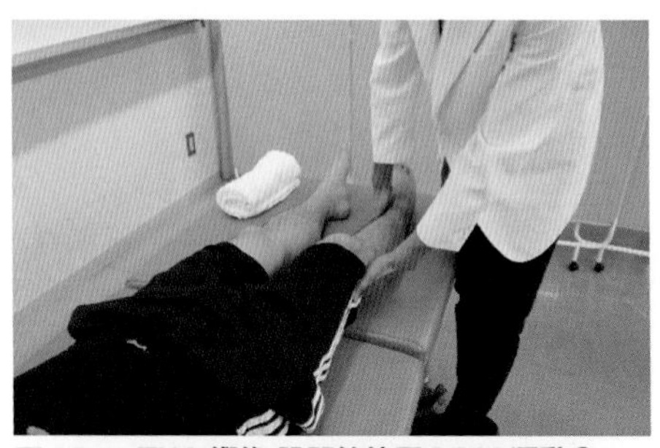

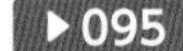

図101 THA術後 股関節伸展ROM運動①
股関節伸展制限がある場合

- 外転をしていくと骨盤の代償（運動側の上前腸骨棘の挙上）が起こるので，実際の可動域であるのか，症例の骨盤挙上による代償運動であるのかを確認する．
- 代償であれば，外転側の骨盤をPTが固定して外転を行う．

④ 股関節内転ROM運動（図104，ビデオ098）

- 脱臼肢位となる場合は，とくに注意を要する．
- リスクが少ない，もしくはなく，ROMを積極的に改善する場合は，股関節内転可動域計測の方法を用いて，PTが自分の下肢を利用して，内転させている下肢が外転方向に戻らないように固定する．また，患者さんの屈曲した膝関節を手でおさえて固定する（**図104-b**）．

⑤ 股関節外旋・内旋ROM運動

a）背臥位で行う場合（**図105-a** 外旋，**図105-b** 内旋，**ビデオ099**）

- 下腿後面と足部を保持して下肢の重さを支える．
- 内旋が脱臼肢位となる場合は，とくに注意を要する．

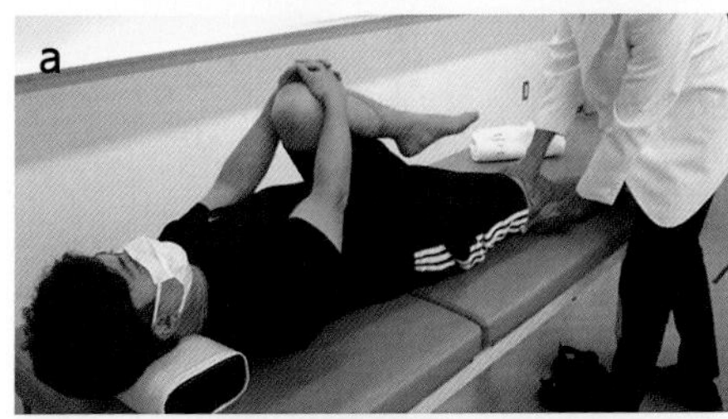

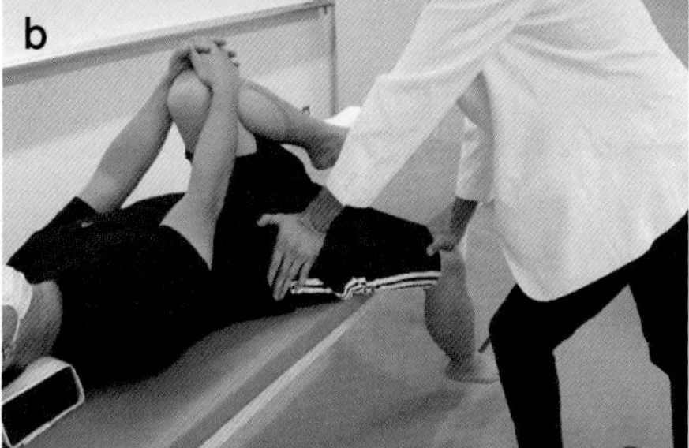

▶096

図 102 THA 術後 股関節伸展 ROM 運動②
腸腰筋のストレッチ

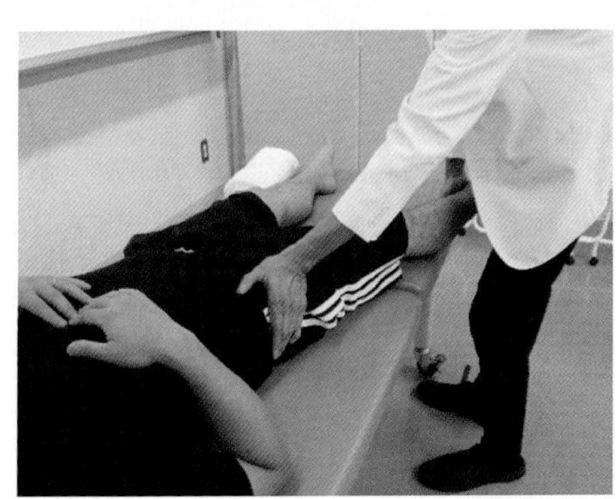

▶097

図 103 THA 術後 股関節外転 ROM 運動

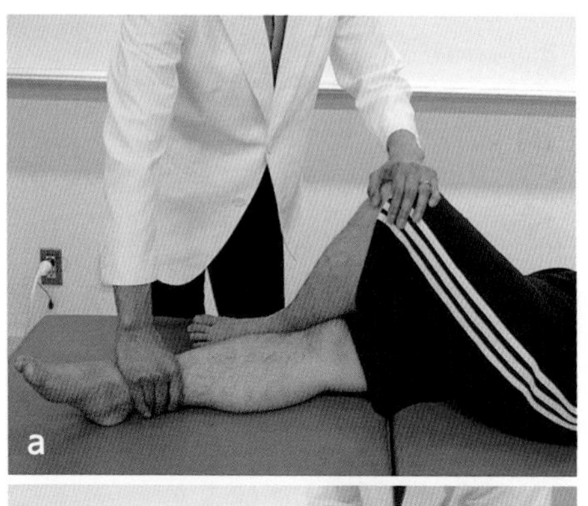

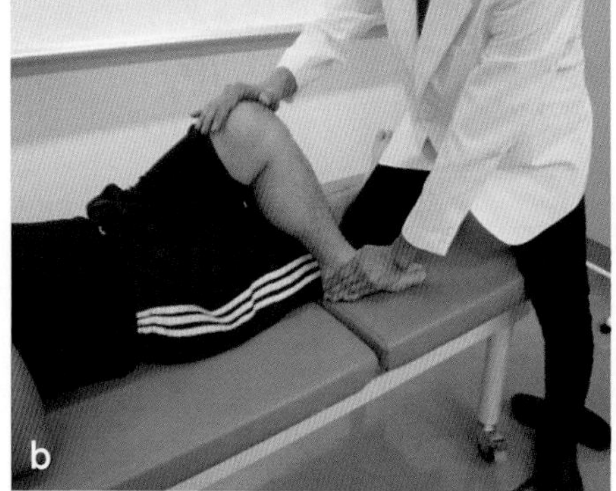

▶098

図104　THA術後 股関節内転ROM運動

- 股関節屈曲制限があれば，股関節屈曲角度を調整して股関節の内外旋を行う．

b）端座位で行う場合（図106-a　外旋，図106-b　内旋，ビデオ100）

- 股関節の屈曲可動域に合わせて，手をつく位置を決める．股関節屈曲制限があれば後方につく．

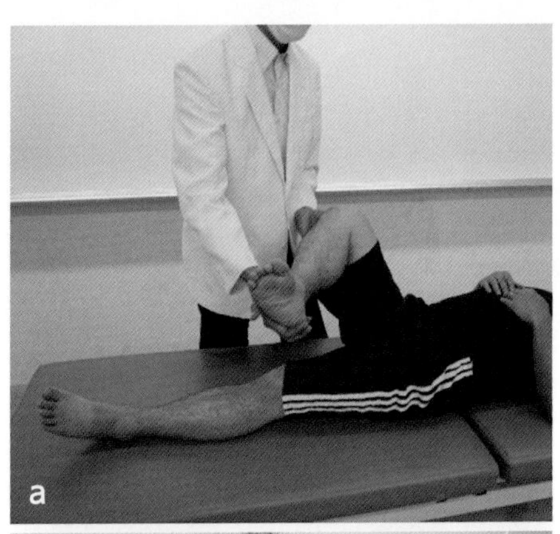

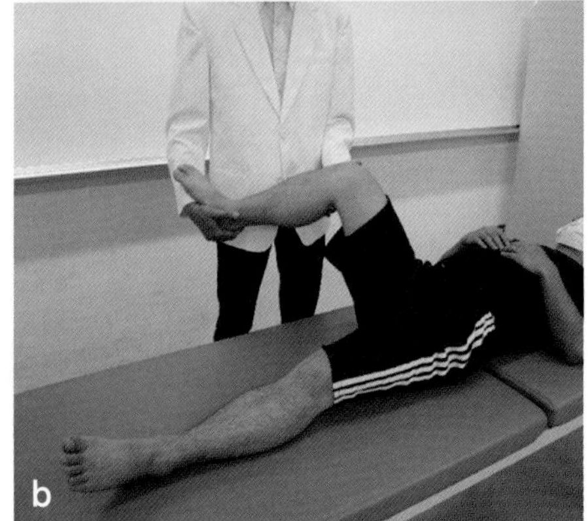

▶099

図 105　THA 術後 股関節外旋・内旋 ROM 運動①背臥位

B. 股関節疾患術後の筋力増強運動

① 股関節屈曲筋力

a) 下肢伸展挙上運動（SLR 運動）（図 107，ビデオ 101）

- 反対側の膝を立てる（図 107-a）.
- 股関節軽度屈曲位までは介助を行い，手を離し，そこで保

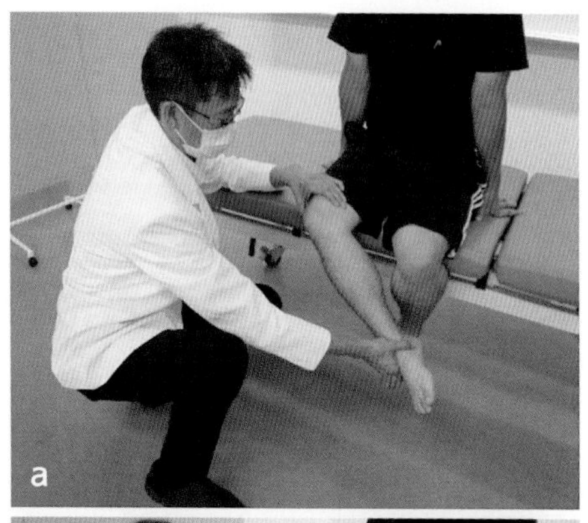

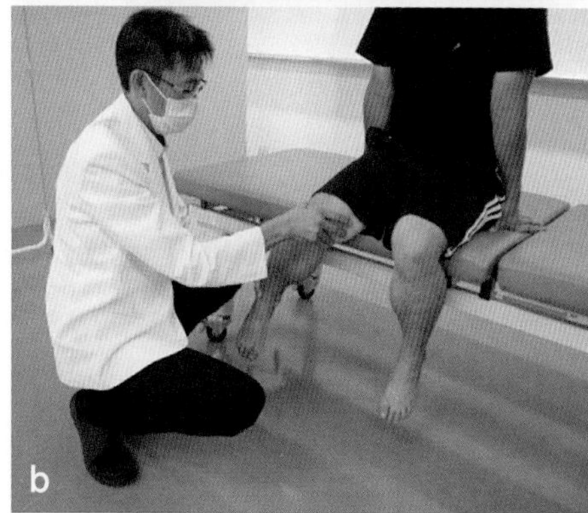

▶100

図106　THA術後 股関節外旋・内旋ROM運動②端座位

持してもらう．

- 膝関節伸展位にこだわりすぎず膝関節軽度屈曲とすると，SLRが行いやすい（**図107-b**）．
- もしくは，踵部の下にタオルを置いて股関節軽度屈曲位の状態にし，その状態からSLRを実施すると，痛みが少なく挙上しやすい（**図107-c**）．

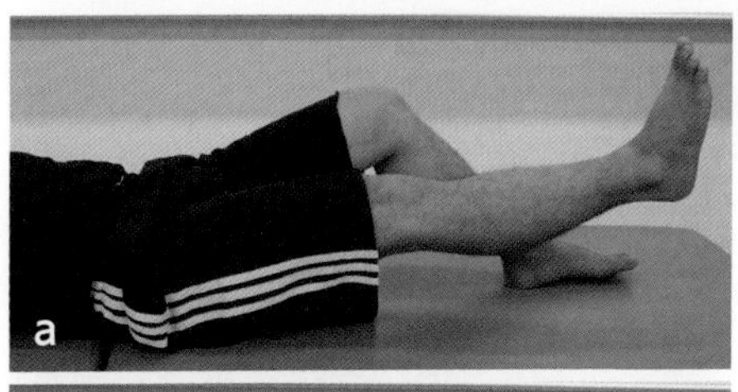

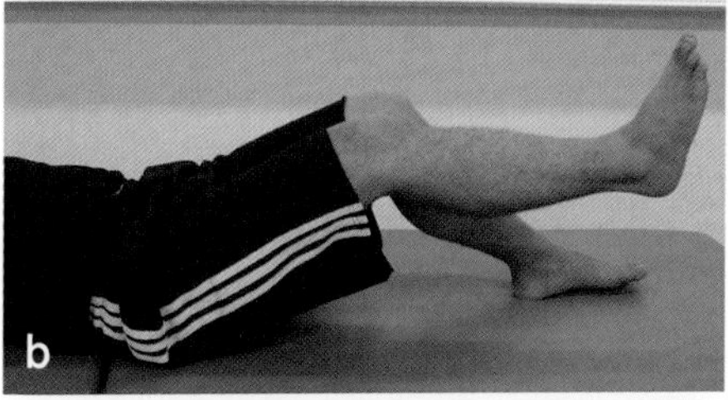

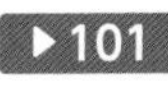

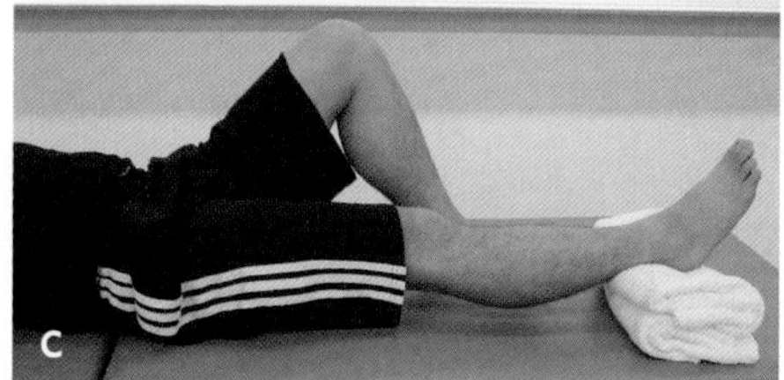

図107 THA術後 股関節屈曲筋力増強運動（SLR運動）

② 股関節外転筋力

a）MMT 3レベルの場合（図108，ビデオ102）

- 側臥位，股関節中間位で行う．
- 収縮形態は等尺性から行う．
- PTの手は，患者さんの股関節内外転中間位を保持する．
- 抵抗位置は足部ではなく大腿遠位部とし，PTの右前腕（肘内側）で力が抜けても支えられるように準備する．
- 骨盤をしっかりとPTの下腿（もしくは大腿）で固定する．

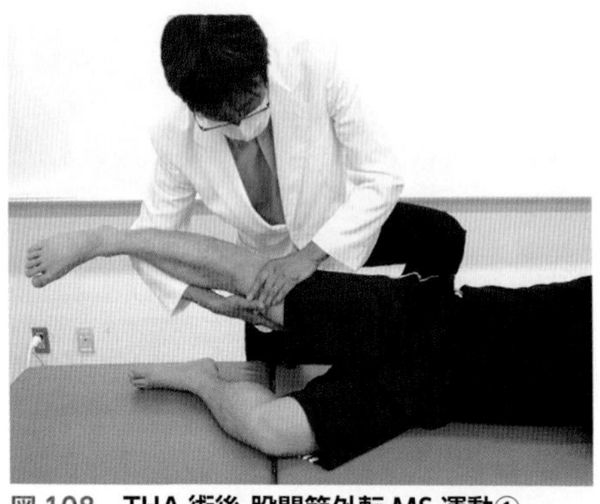

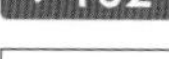

**図 108　THA 術後 股関節外転 MS 運動①
MMT 3 レベル**

b）MMT 2 レベルの場合（**図 109**，**ビデオ 103**）

- 背臥位で行い，PT は患者さんの下肢の重さをしっかりと支える．
- 症状が少ない肢位から外転筋力を増やすとよい．
- 内外旋の変化で，外転時の痛みや可動域が異なるかも確認するとよい．
- MMT 2 以上の筋力がある場合は，大腿遠位を支えている手で抵抗をかける．

③ 股関節外旋・内旋筋力（図 110，ビデオ 104）

- 端座位で行う．
- MMT と同様に等尺性の運動をする．
- 股関節屈曲角度が 90° 未満の場合は，手を後ろについて屈曲制限による痛みなどをおさえる．
- 抵抗をかける場合は外旋（**図 110-a**）・内旋（**図 110-b**）の最終域でなく，それぞれ軽度外旋位や軽度内旋位もしく

▶103

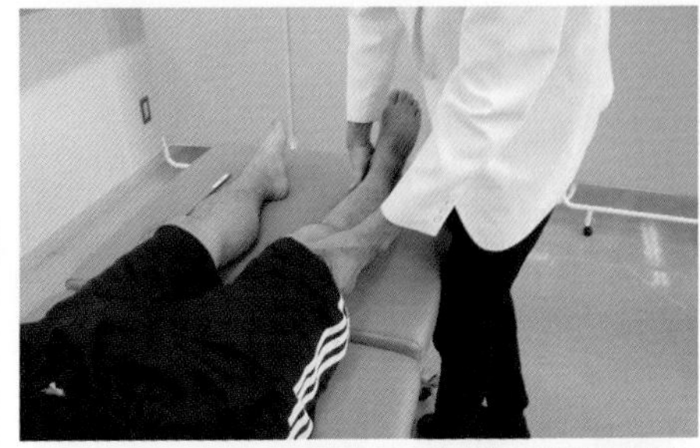

図 109　THA 術後 股関節外転筋力増強運動②
MMT 2 レベル

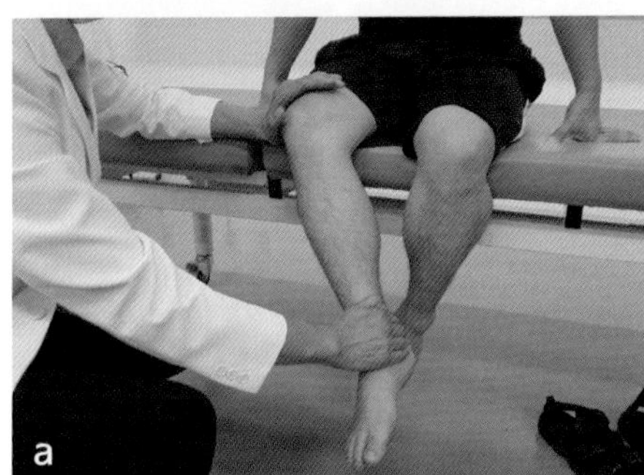

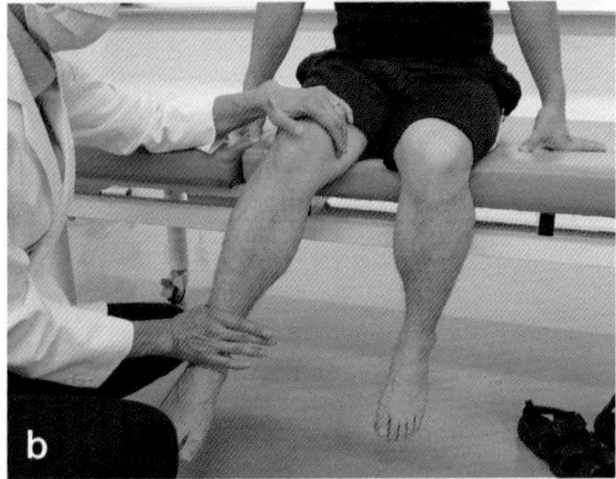

▶104

図 110　THA 術後 股関節外旋・内旋筋力増強運動

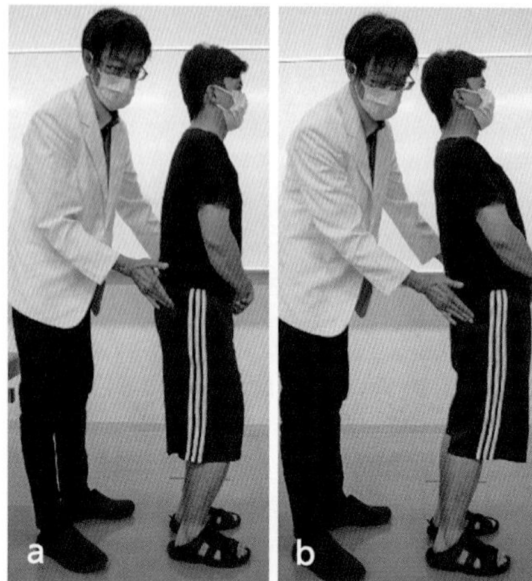

▶105

図111　THA術後 股関節伸展筋力増強運動（スクワット）

は中間位でかけると疼痛が少ない．

④ スクワットによる股関節伸展筋力増強（図111，ビデオ105）

- 本章2-B-①-c項を参照（**図97**〈p.114〉）．
- **図111-a**のように殿部を後ろに出して行う（股関節屈曲角度増加）と，股関節中心と床反力のあいだのレバーアーム長が長くなるため，股関節伸展筋力の活動が増大する．
- 患者さんの痛みや筋力に合わせて，体幹前傾や股関節・膝関節の屈曲角度を調整する．
- 立位で**図111-b**のように体幹，股関節を伸展している場合，大殿筋は弛緩しているが，徐々に殿部を後ろに突き出す姿勢をとると大殿筋が活動する．患者さんも自分で殿部を触れると，大殿筋収縮のフィードバックを確認することができる．

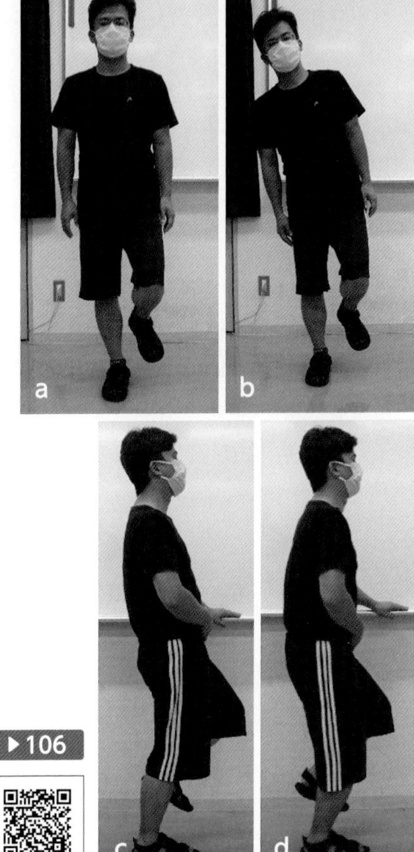

図 112　THA 術後 股関節筋筋力増強運動（片足立ち）

⑤ 片足立ちによる中殿筋筋力増強運動（図 112，ビデオ 106）

- 肩のラインを床と平行にして行うことを意識してもらう（**図 112-a**）．安全を考慮し，平行棒やテーブル，壁などで難易度を調整して進める（**図 112-c，d**）．
- 中殿筋筋力が弱いと，片脚立位時に反対側の骨盤下降，もしくは同側への体幹側屈の代償が起きる（**図 112-b**）．
- 逆にそれらが起きないように片足立ちを行うと，中殿筋活動が増加する．
- この場合も触診で中殿筋の収縮を確認する．股関節が伸展位にあると（**図 112-c**）活動が弱いため，殿部を少し後ろに出して股関節屈曲を組み合わせると殿筋全体の活動が増える（**図 112-d**）．このことも触診で確認して進める．

6章

肩関節症例に対する検査測定と治療

6-1 肩関節ROM検査

① 肩関節屈曲ROM検査（図113，ビデオ107）

- 体幹伸展などの代償を少なくするには，座位より背臥位で実施するとよい．
- 上肢の重さを支えながら角度計を当てる．
- 肩峰の触診は難しく，上腕骨長軸（移動軸）と体幹（ベッドに平行な線：基本軸）が視野に入るように，広くとらえて計測する．

② 肩関節外転ROM検査（図114，ビデオ108）

- 前額面上で外転を行うと，外転角度は屈曲と比較し少なくなることを認識して行う．
- 屈曲同様，体幹の代償を減らすため背臥位で行うとよい．
- 計測の前に，両肩峰を結ぶ線とベッドが垂直に交わるように背臥位をとってもらうと，ベッドの長軸（座位では肩峰を通る垂線）を基本軸として計測ができる．
- 上肢がベッドから外側に出て患者さん自身の保持では痛み

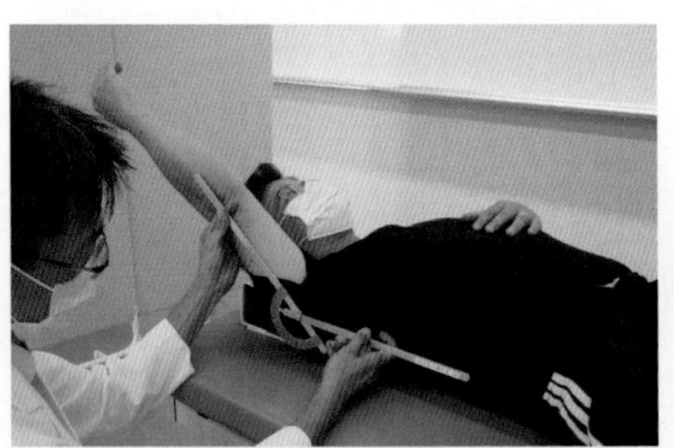

▶107

図113　肩関節疾患 肩関節屈曲ROM検査

▶108

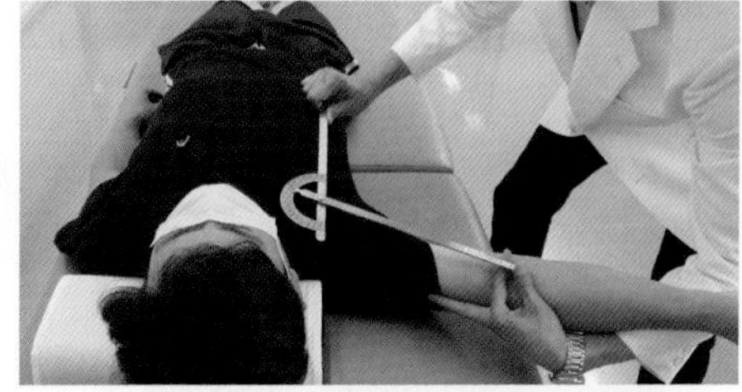

図 114　肩関節疾患 肩関節外転 ROM 検査

▶109

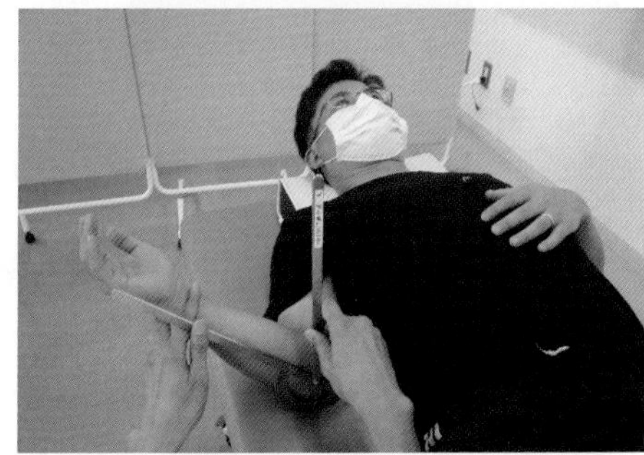

図 115　肩関節疾患 肩関節外旋 ROM 検査①
1st position

が出る場合は，上肢の重さを PT が支えて計測する．

③ 肩関節外旋 ROM 検査①(1st position)(図 115，ビデオ 109)

- 背臥位で行ったほうが体幹の代償が少ない．
- 肘を確実に 90° 屈曲し，体幹に肘をつけて計測をする．
- 可動域制限のため肘を体幹につけたまま保持ができない場合は，その肘を支えながら体幹につけた肢位を保持して計測する．**図 115** の PT の左手は，患者さんの右肘を体幹につける方向へ力を加えている．

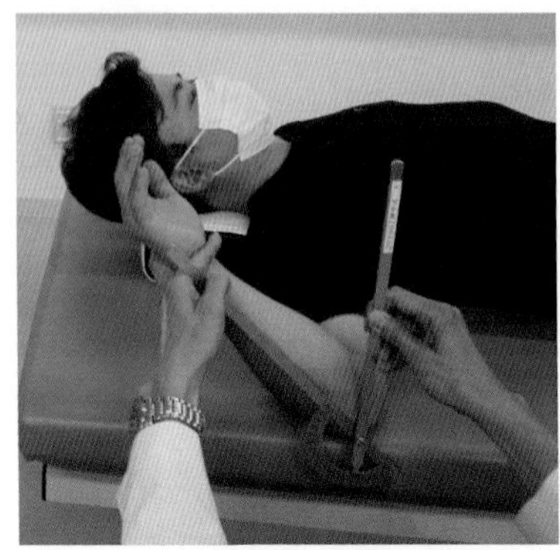

図116　肩関節疾患 肩関節外旋 ROM 検査② 2nd position

④ 肩関節外旋 ROM 検査②（2nd position）（図 116, ビデオ 110）

- 90°外転ができない場合，左右の角度は統一して計測する．たとえば，70°外転位であれば左右とも 70°で外旋の計測を行い，次回計測時も同様に統一して計測する．
- 上腕の重さを支えながら角度計を合わせる．
- 肩関節外旋時に肘の角度が変化してくるので，肘関節屈曲 90°であることを確認する．

⑤ 肩関節内旋 ROM 検査①（1st position）（図 117, ビデオ 111）

- 外旋と同様であるが，肘を体幹につけると前腕と腹部が当たるため，内旋を制限してしまう（**図 117-a**）．タオルを用い上腕が体幹と平行になるように上げると，その制限が減少する．
- 90°まで内旋が得られることが多く，前腕がベッドに平行となり腹部に当たる場合は 90°と考える．その場合，肘は体幹から離れる（**図 117-b**）．

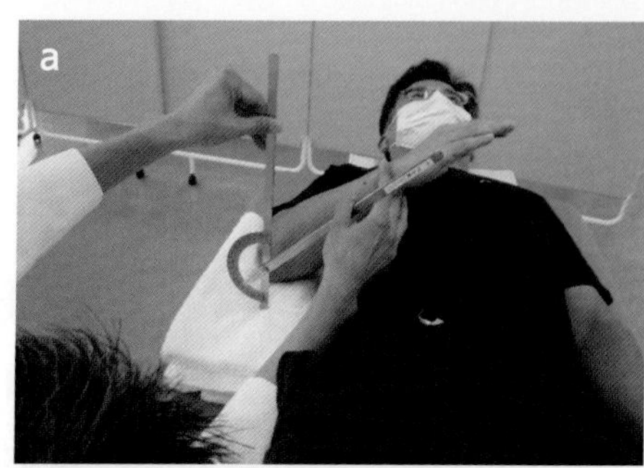

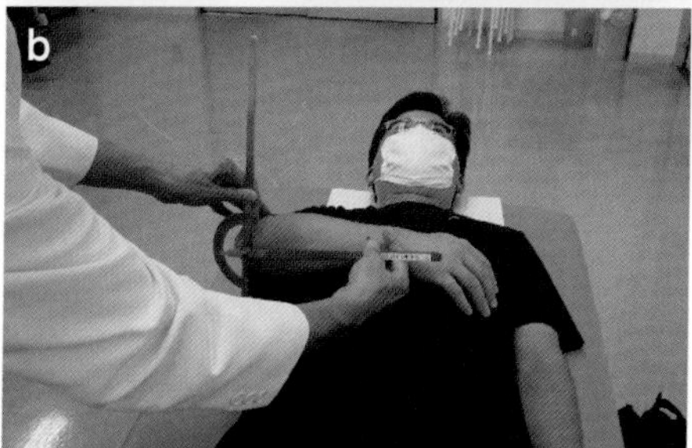

▶111

図 117　**肩関節疾患 肩関節内旋 ROM 検査①**
1st position

⑥ 肩関節内旋 ROM 検査②(2nd position)(図 118, ビデオ 112)

- 90°外転ができない場合，左右の角度は統一して計測する．たとえば，70°外転位であれば左右とも 70°で計測を行い，次回計測時も同様に統一して計測する．
- 前腕の重さを支えながら角度計を合わせる．
- 最終域では代償として肩関節がベッドから浮いてくるので，可動域としてはそこまでである．
- 肩関節内旋によって肘の角度が変化してくるので，肘関節屈曲 90°であることを確認する．

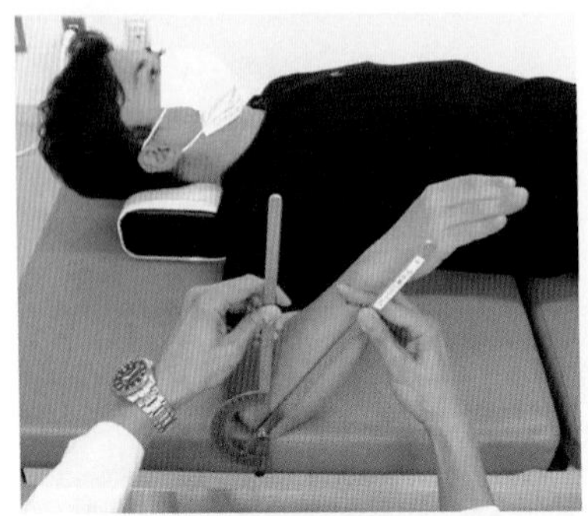

▶112

図118 肩関節疾患 肩関節内旋ROM検査② 2nd position

6-2 肩関節MMT

① 肩関節屈曲MMT（図119，ビデオ113）

- 座位で行う．
- 体幹の伸展，反対方向への側屈などの代償に注意する（図119-a）．
- 肩甲骨の挙上が起こった時点で代償が始まっているので，筋力としてはそこまでである．
- 肩峰周辺の痛みに注意（痛み出すとその後，持続することがある）．
- 痛みが出現するときは90°以下でMMTを行う．反対側との比較を行う場合は，同じ角度で行う（図119-b）．

② 肩関節外転MMT（図120，ビデオ114）

- 屈曲と同様，体幹や肩甲骨挙上の代償および肩峰周辺の痛みに注意する（図120-a）．

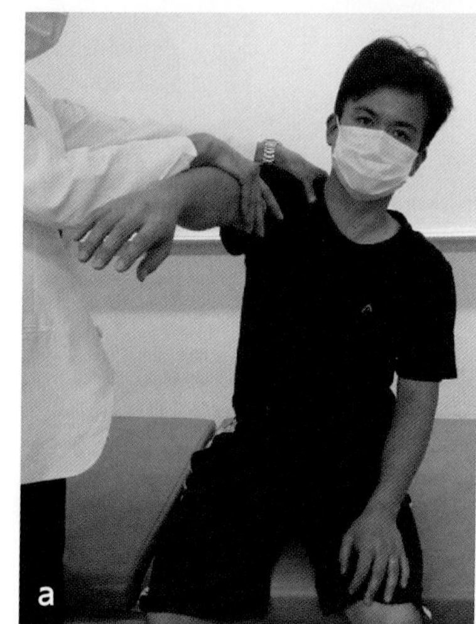

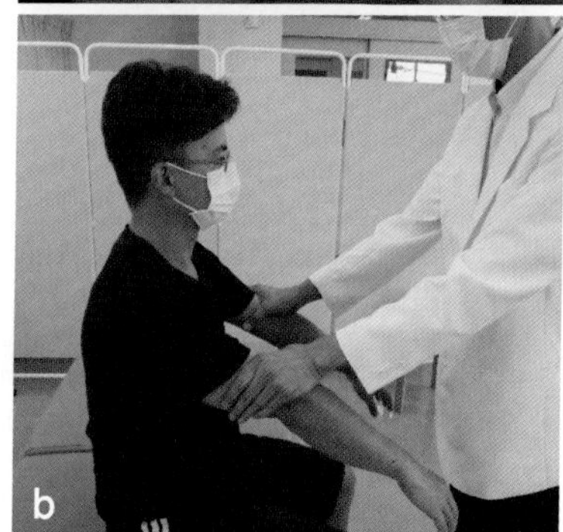

▶113

図 119　**肩関節疾患 肩関節屈曲 MMT**

- 前額面上では 90° まで外転しないことも多い．90° 以下で行うか，水平内転を少し入れて行うことも考慮する．反対側との比較は同じ肢位で行う（**図 120-b**）．

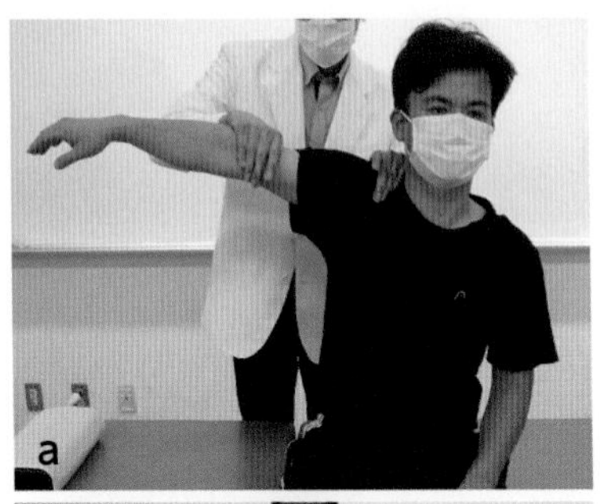

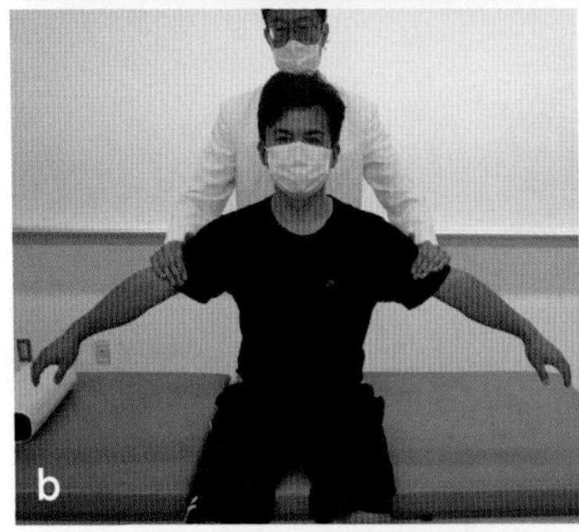

▶114

図 120　肩関節疾患 肩関節外転 MMT

③ 肩関節外旋 MMT（棘下筋）（図 121，ビデオ 115）

- 端座位で両側同時に行うと，体幹の代償が少ない．

「両手で小さく前にならえをしてください」（図 121-a）

- 外旋筋力低下がある場合は，肩甲骨の挙上が起きる（図 121-b）．

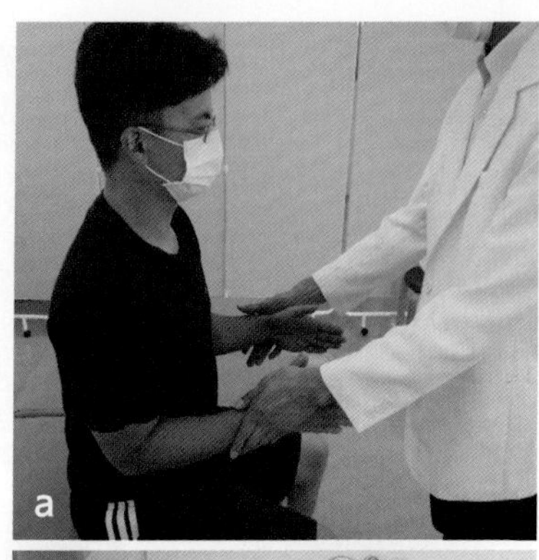

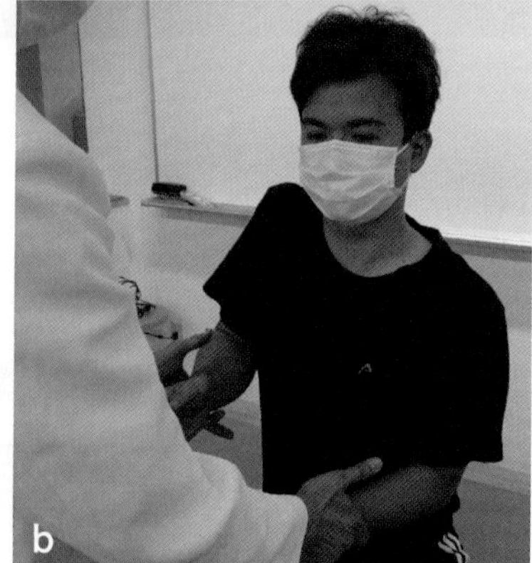

▶115

図 121　**肩関節疾患 肩関節外旋 MMT**

④ 棘上筋の MMT

a）棘上筋テスト①（thumb up：full can）（図 122，ビデオ 116）

- scapular plane（水平内転 30°）上で，肩外転 30° 程度で行う．
- 親指を上に向ける（図 122-a）．

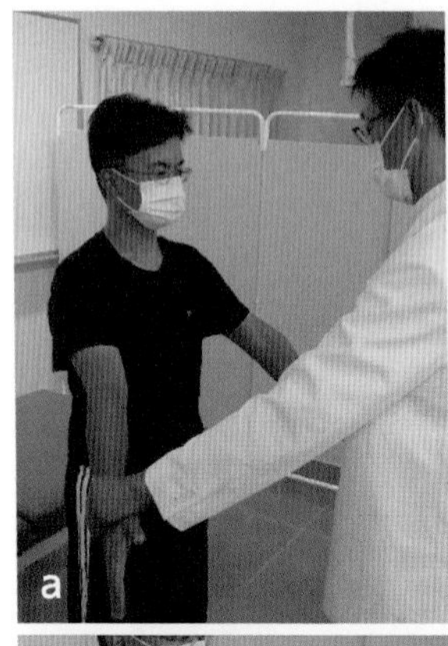

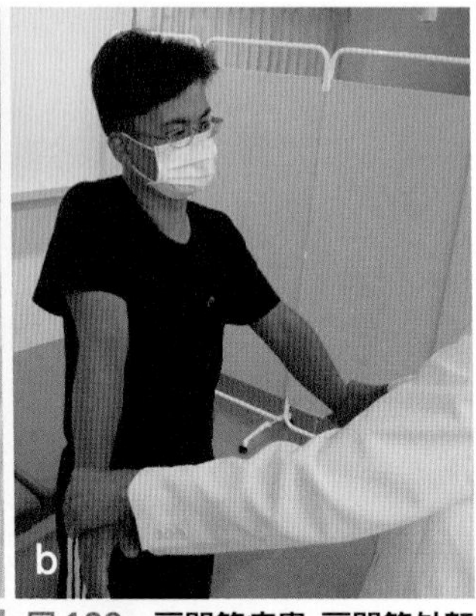

c

図 122　肩関節疾患 肩関節外転 MMT（棘上筋）

▶116

- 肩甲骨の挙上が起きれば，筋力としてはそこまで（**図 122-b**）.

b）棘上筋テスト②（thumb down：empty can）

- scapular plane（水平内転 30°）上で，肩外転 30° 程度で行う.
- 親指を下に向ける（**図 122-c**）.
- 肩甲骨の挙上が起きれば，筋力としてはそこまで.

▶117

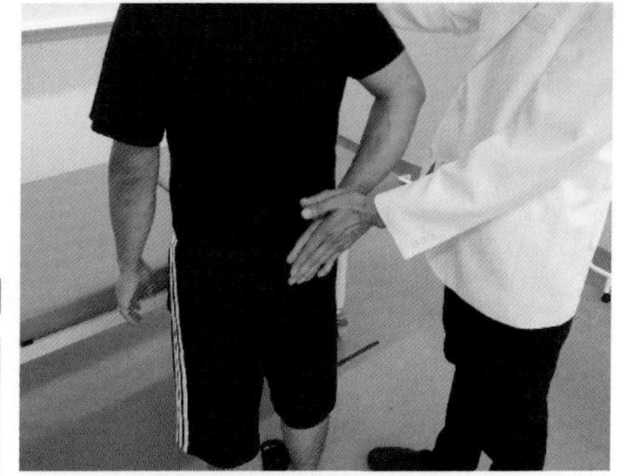

図 123　肩関節疾患 肩関節内旋 MMT ①
肩甲下筋（lift off テスト）

• 親指を上に立てたとき（外旋位）よりも，この方法（内旋位）で行うときに痛みが出やすいので注意する．

⑤ 肩甲下筋の MMT

a）lift off テスト（図 123，ビデオ 117）

• 図 123 のように手掌を後方に向け，腰部から手背を離して保持する．
• 患者さんは力の入れ方がわからないので，PT が手背を腰部につける方向にゆっくりと押していく．
• そのときに肘の伸展が起きるので，注意して抑制する．
• 肩関節内旋制限がある場合は肩関節の疼痛を誘発することもあり，また，この肢位をとれないこともある．

b）belly-press テスト（図 124，ビデオ 118）

• PT が患者さんの肘を支え，患者さんに手を腹部方向へ押してもらう（図 124-a）．基本は肩関節の内旋である．立位や座位で行われるが，背臥位のほうが体幹は安定するた

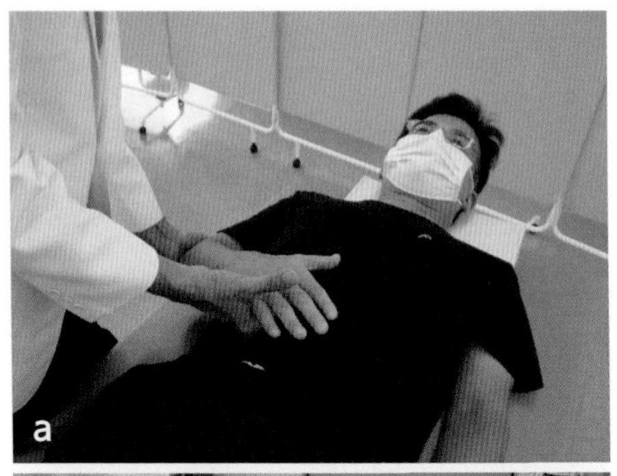

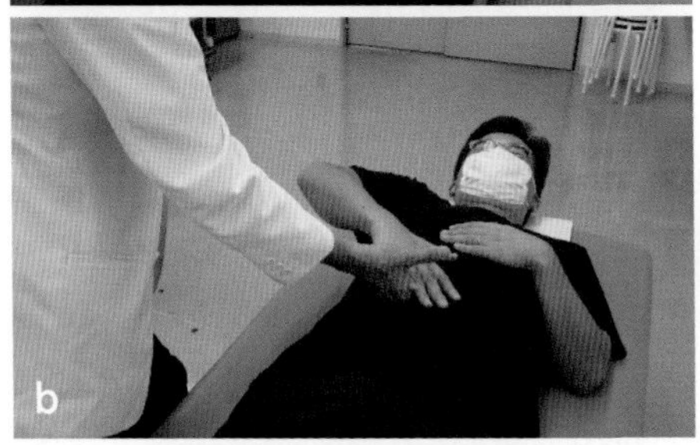

▶118

**図124　肩関節疾患 肩関節内旋MMT ②
肩甲下筋（belly-press テスト）**

め，体幹の代償が少ない．

- 肘を前方に出す代償，肩甲骨を前上方に動かす代償が起きやすい（図124-b）．

6-3 肩関節ROM運動

① 肩関節屈曲ROM運動（図125，ビデオ119）

- 体幹の代償を減らすため，背臥位で行ったほうがよい．
- 上腕骨骨幹部骨折など骨折部が上腕骨中央にある場合など

▶119

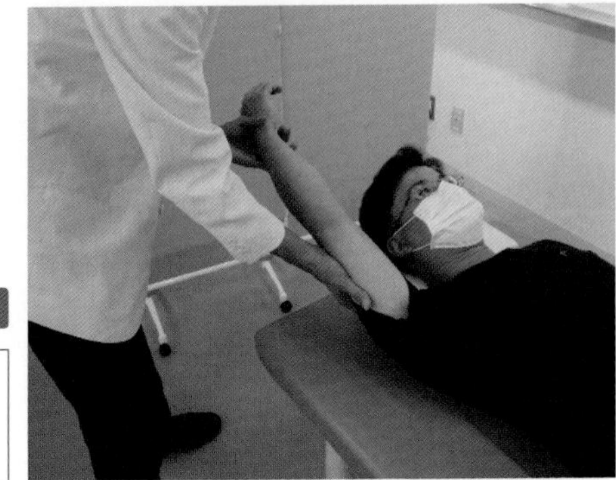

図 125　肩関節疾患 肩関節屈曲 ROM 運動

は，上肢の重さを骨折部の近位で支えて行う．

- 肩峰下の痛みが出ないように注意する．

② 肩関節外転 ROM 運動（図 126，ビデオ 120）

- 前額面にこだわらず軽度水平内転を入れるなどして，上肢全体としてどのくらいの球体が描けるかをイメージして，関節可動域を増やしていく．

③ 肩関節外旋・内旋 ROM 運動（図 127，ビデオ 121）

- 良肢位（機能的肢位）を基本に外旋（図 127-a），内旋（図 127-b）の ROM 運動を行う．
- その場合も良肢位のみにこだわらず，軽度の屈曲，外転を変化させ，痛みの少ない肢位（エンドフィールがソフトな肢位）を探し，その肢位から可動域を増やしていく．

④ 肩甲骨の protraction を抑制する（図 128，ビデオ 122）

- 肩甲帯が前方に出ている状態を抑制する（図 128-a，b）．

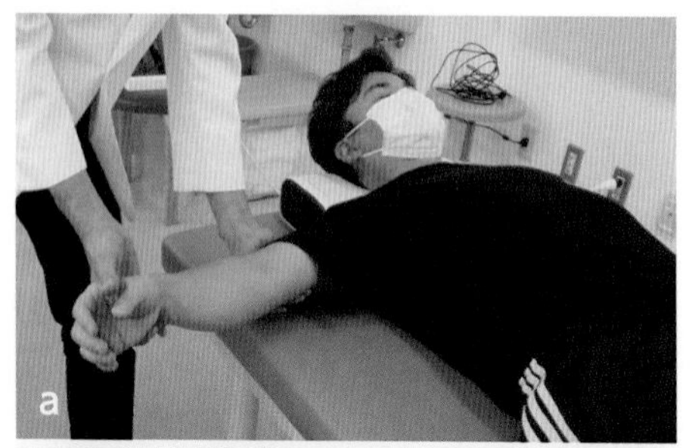

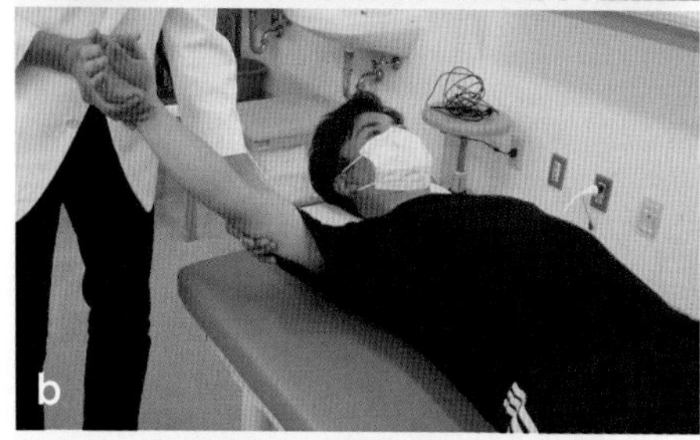

図126　肩関節疾患 肩関節外転 ROM 運動

- 小胸筋や肩関節後方構成体の組織の伸張性低下，胸椎後彎などが関連していると考えられているため，直接その要因にアプローチすることも必要である．

a）小胸筋への直接的なストレッチ（図128-c）

- 烏口突起から肋骨に広がる小胸筋をPTの母指で触診する．
- 図128-cでは，母指でその小胸筋を線維に対して90°の方向で圧迫しながら動かして，直接的なストレッチを行っている．

b）肩関節後方構成体のストレッチ（図129，ビデオ123）

- 肩甲骨を固定して水平内転を行う（図129-a）．
- 肩峰下の痛みが出るときは肩関節の屈曲角度を減らして行う（図129-b）．

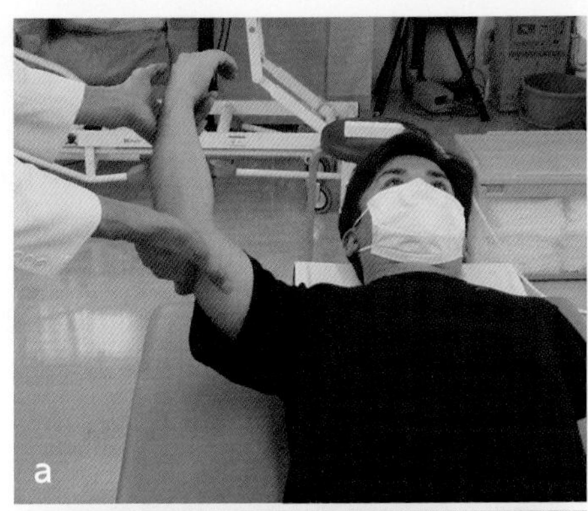

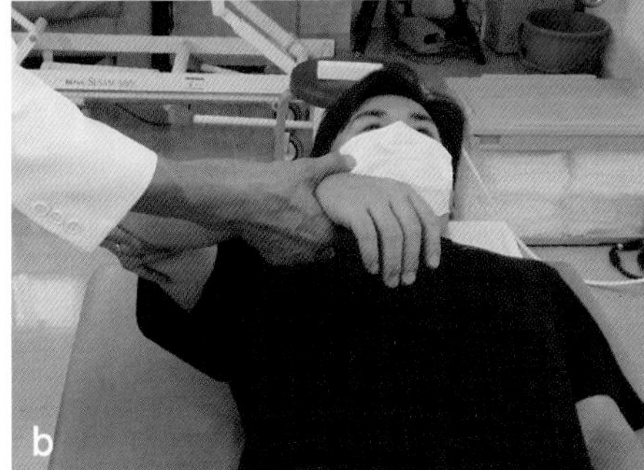

▶121

図 127 肩関節疾患 肩関節外旋・内旋ROM運動

c) 胸椎後彎の改善

- 腹臥位となり両前腕で上体を支えるパピーポジションをとってもらう（**図 130**）.
- 肩関節外旋を行うと肩甲骨が内転し, 胸椎後彎は減少する.

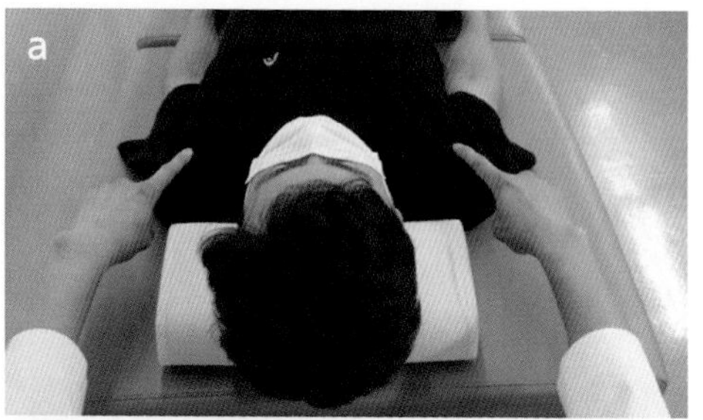

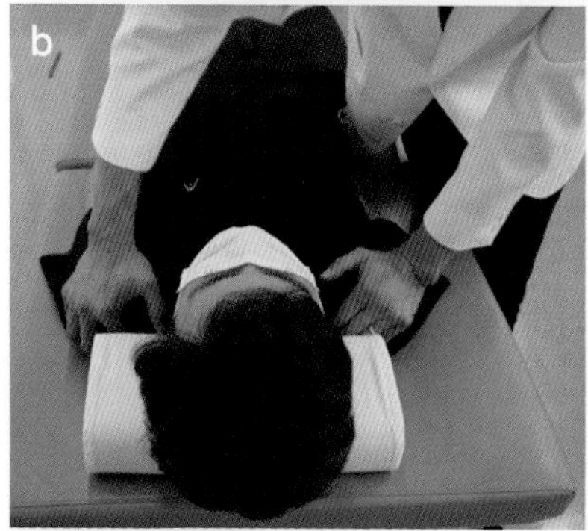

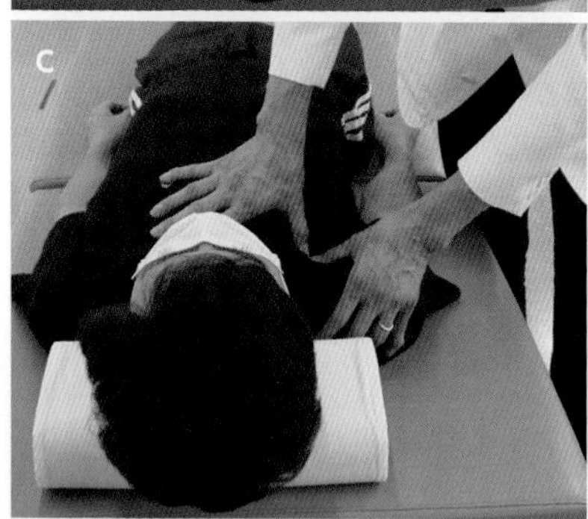

▶122

図128　肩関節疾患 肩甲骨 protraction ①
小胸筋への直接的なストレッチ

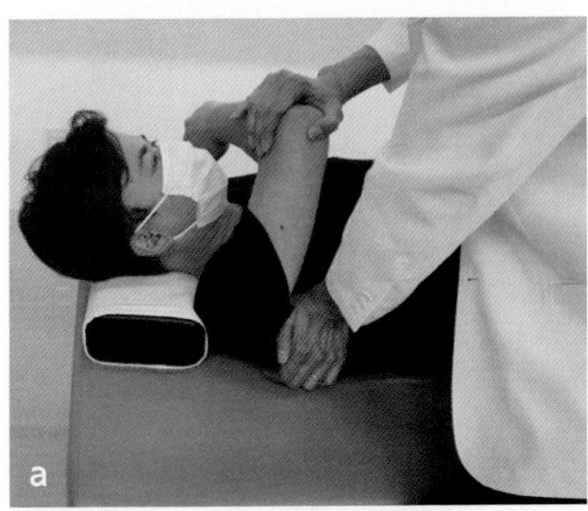

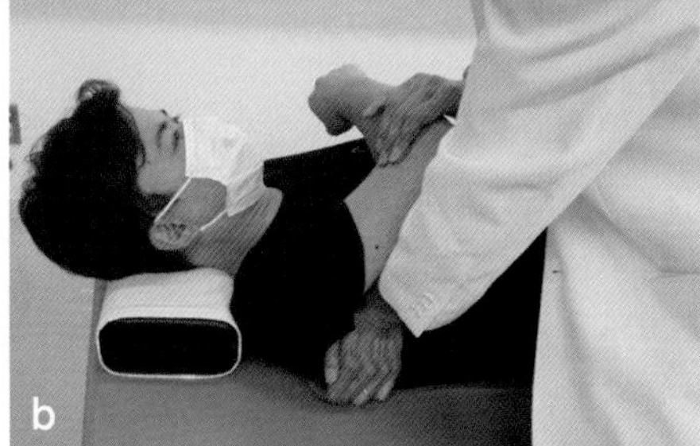

▶123

図 129　肩関節疾患 肩甲骨 protraction ②
肩関節後方構成体へのストレッチ

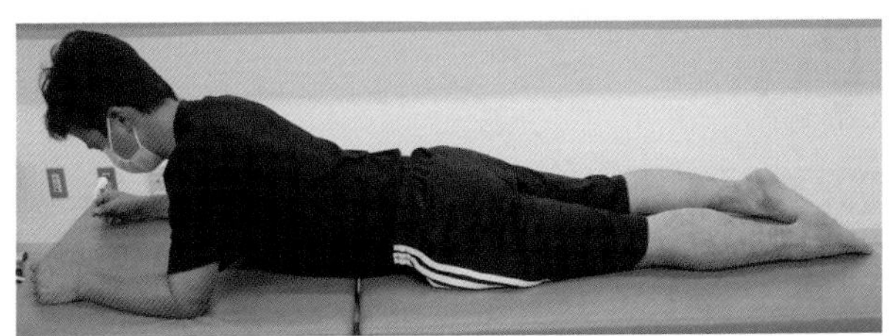

図 130　パピーポジション

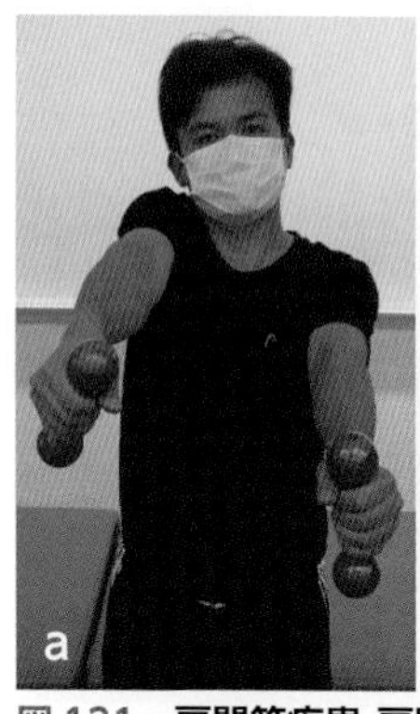

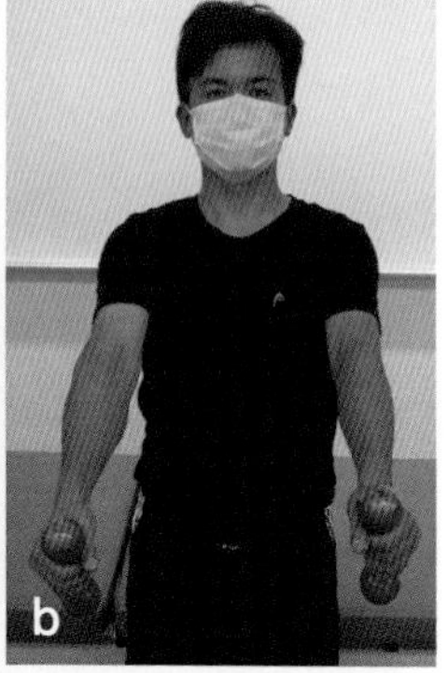

図 131　肩関節疾患 肩関節屈曲・外転筋力増強運動（アウターマッスル）

6-4　肩関節疾患の筋力増強運動

① 肩関節屈曲・外転筋力(アウターマッスル)(図 131, ビデオ 124)

- 両側で行うと体幹の代償をおさえられる．
- たとえば肩関節 90° 屈曲位や 90° 外転位で行った場合に，ある重さでは肩甲骨の挙上の代償が患側で起こる（**図 131-a**）．
- その場合は重錘を軽くするか，屈曲，外転角度を少なくして代償を減らす（**図 131-b**）．

② 肩関節外転筋力(棘上筋：インナーマッスル)(図 132, ビデオ 125)

- 痛みの出現を考慮して，前記棘上筋テスト①の thumb up の方法（**図 122-a**〈p.140〉）を用いて行う（**図 132-a**）．
- 負荷が大きいと肩甲骨の挙上が起きるため，挙上が起きないような負荷を設定する．**図 132-b** では右肩甲骨の挙上が起きているため，負荷を減らす必要がある．

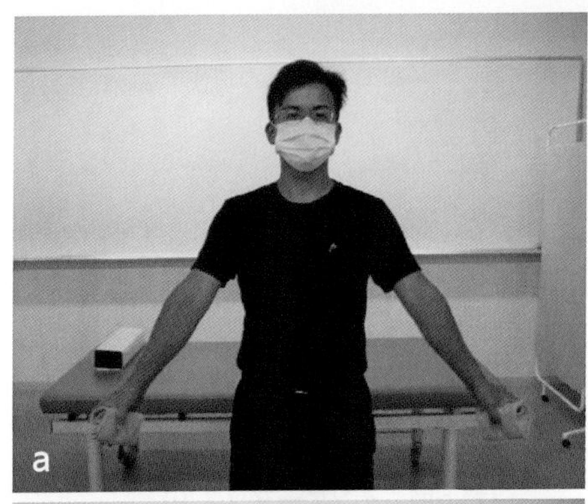

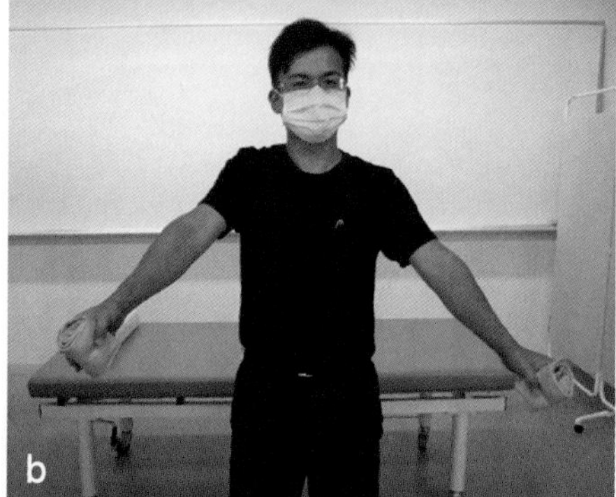

▶125

図 132　肩関節疾患 肩関節外転筋力増強運動（棘上筋：インナーマッスル）

③ 肩関節外旋筋力（棘下筋：インナーマッスル）（図 133，ビデオ 126）

- 側臥位で，図 133 のような姿勢をとる．
- 良肢位となるように，肘と体幹のあいだにタオルを入れる．
- 初期は図の姿勢を保持する等尺性で行う．正しくできていると棘下筋に疲労が出てくる．
- 必要により重錘を増やすが，200 g（ペットボトルに水を入れて調整）程度から始めると代償が少なくてよい．

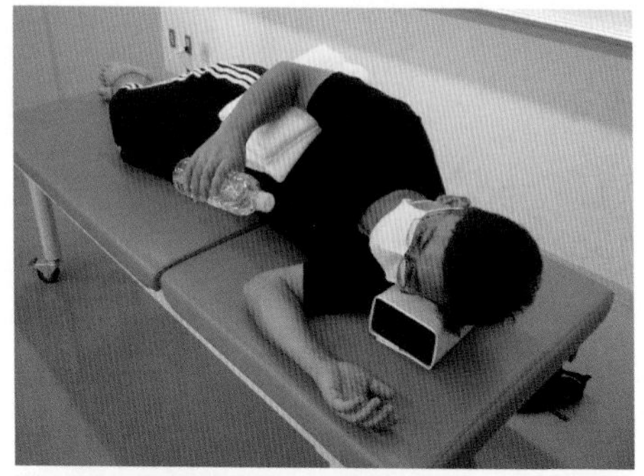

▶126

図 133　肩関節疾患 肩関節外旋筋力増強運動
（棘下筋：インナーマッスル）

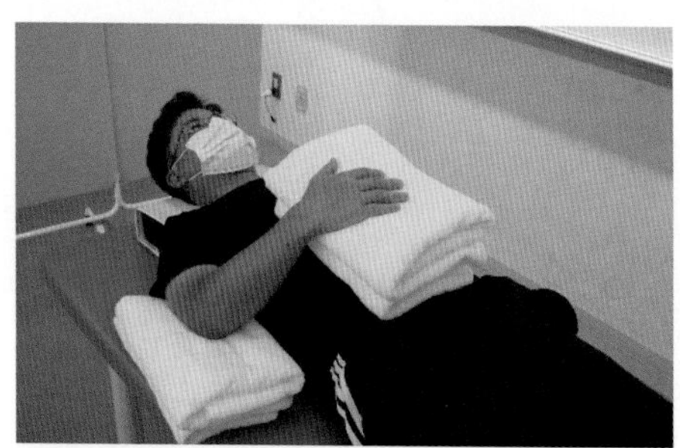

▶127

図 134　肩関節疾患 肩関節内旋筋力増強運動
（肩甲下筋：インナーマッスル）

④ 肩関節内旋筋力（肩甲下筋：インナーマッスル）（図 134，ビデオ 127）

- 背臥位で**図 134**のように肘下にタオルを当て，良肢位に近づける．
- その位置でボール（**図 134**ではバスタオル）などを押して，内旋の筋力強化を行う．
- 肘関節が屈曲しやすいので注意する．

7章

脊椎，姿勢の計測と治療

① 脊椎，姿勢の計測（本書では紹介までとする）

• 脊椎の計測は，角度計による基本的な ROM 計測の方法の場合，円背などのある症例に対しては困難なことが多い．

• まずは観察により脊椎のアライメントを評価し，以下の変法も考慮する．

• 頭部が前方にあるか．

☑ C7（Th1）に平行な線と耳孔の角度による評価も可能（**図 135-A**）．筆者らのデータでは，地域在住高齢者の頸部屈曲角度は平均で 53.5±7.5° であった（藤田ら，理学療法学 45：166-174，2018）．

☑ 背面を壁に当て，頭部までの距離を計測する（**図 135-B**）．

☑ 介入前後で比較する．

② 胸椎後彎を有する症例の股関節屈曲 ROM 検査

• 股関節の基本軸である体幹長軸は，高齢者では円背があり計測が非常に難しい．

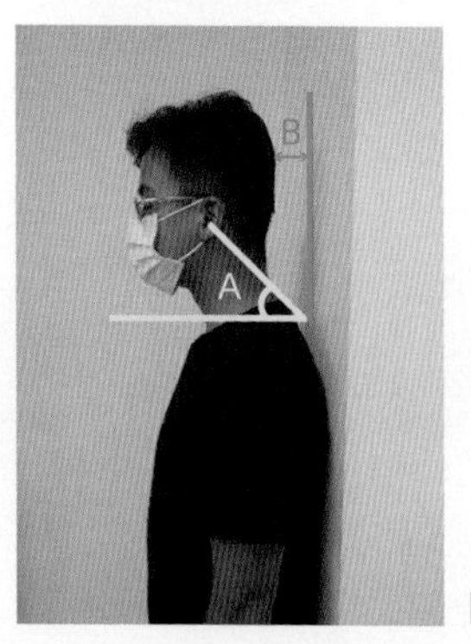

図 135　頸部屈曲角度の計測

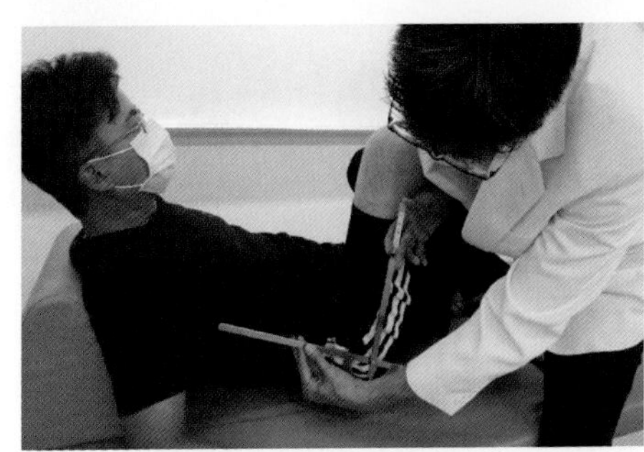

図 136　胸椎後彎を有する症例の股関節屈曲 ROM 検査

- 円背が強い場合は，大転子と肩峰を結ぶ線を体幹の長軸として実施する（**図 136**）.
- 改めて計測する場合は，前回と比較するために同様の方法で計測する.

③ 胸椎後彎の運動療法

a）パピーポジション

- 「6-3　肩関節 ROM 運動　④肩甲骨の protraction を抑制する　c）胸椎後彎の改善」を参照（**図 130**〈p.147〉）.

b）肩関節外旋運動（図 137，138，ビデオ 128）

- 肩関節外旋は，1st position も 2nd position も肩甲骨を内転させ，胸椎後彎を減少させる.
- **図 137** は，肩甲骨内転を意識しながら肩関節外旋を 2nd position で行っている.

c）背臥位の運動と肩関節外旋運動 2（応用編）

- ロールタオルなどを胸椎部に入れて背臥位とする（円背を有する症例は困難である．胸椎の伸展可動性の獲得が目的となる）（**図 138-a，b**）.

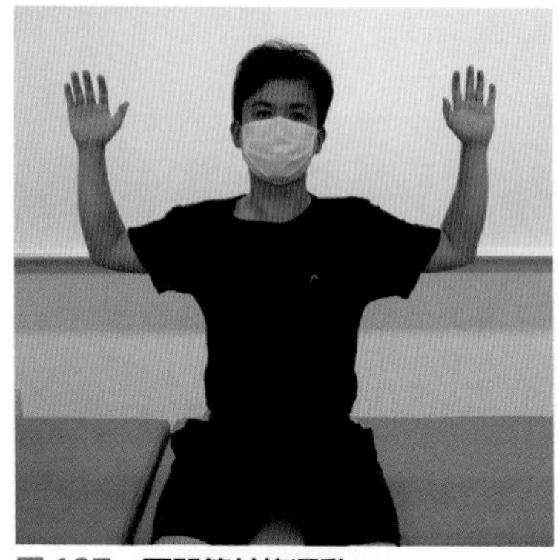

図 137　**肩関節外旋運動**

- 上肢の位置で，さらに胸椎後彎減少を誘導する（図 138-c）.
- 肘関節を 90° 屈曲して肩関節外旋を加える（図 138-d）.

④ 腰痛の運動療法（ワンポイント）

- 股関節と胸椎の可動性を増加させる.
- 腰椎と骨盤の安定性を増加させる.
- 腰椎と骨盤の安定に，ドローイン（draw-in maneuver）は応用しやすい.

☑身長を測る要領で背中を壁に当てる（図 139-a）.
☑身長を高くするように，少し上に伸びるような意識をしてもらう.
☑その状態で，腰椎の彎曲は維持して背中を壁に当てたまま，軽く腹部を引き込む（腹囲を減らす）.
☑腹部引き込み時に体幹を前傾しないことがポイント（図 139-b）.

- ドローインをした状態で足踏みなど股関節を可動できる

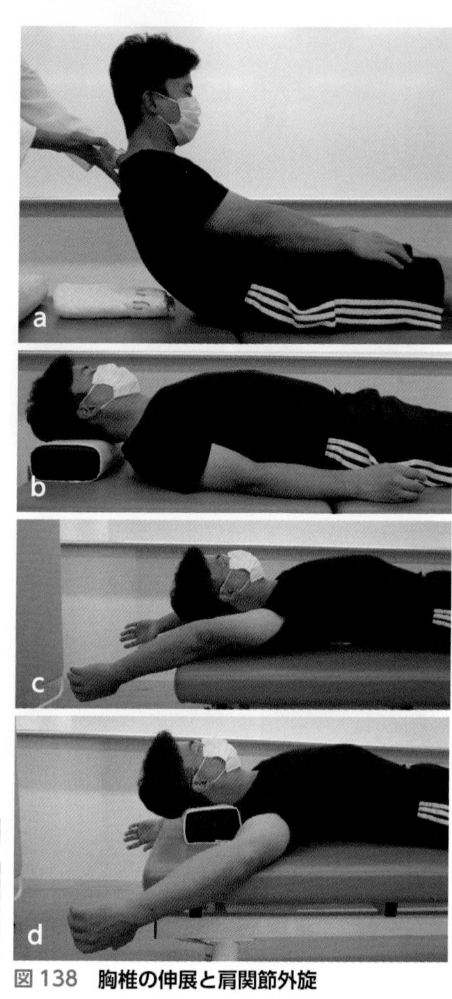

▶128

図 138　**胸椎の伸展と肩関節外旋**

か，確認する（**図 140**）．

- つまり，腰椎骨盤帯は安定して腹部深部筋の収縮をさせる

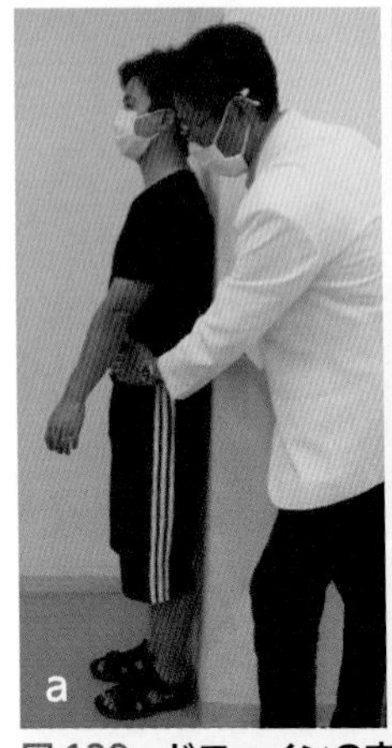

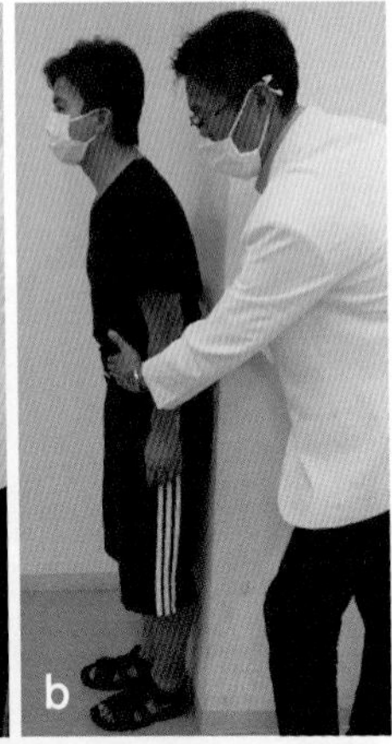

図 139　ドローインの方法

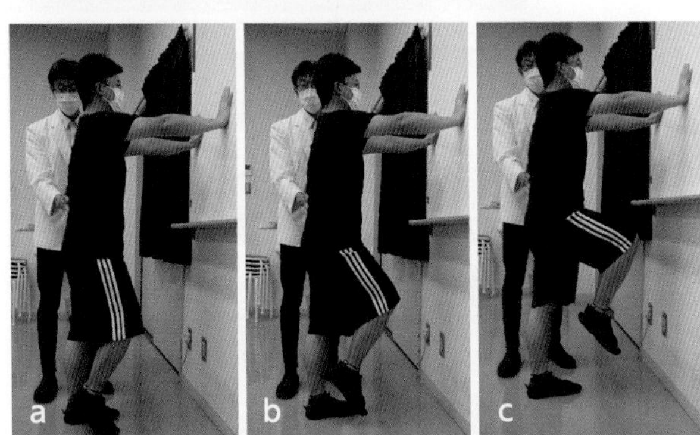

図 140　ドローインをした状態での足踏み（段階的に足を高く上げる）

が，股関節は柔らかく動かす．

- 初期は壁に手を当てるなどして，小さな動作から始める（**図 140-a**）．

8章

歩行観察

8-1 バイオメカニクスの基本

- 前述（5章5-1節B項〈p.101〉）の床反力と関節中心の位置関係から，歩行時の筋活動は予測できる（**図86**〈p.102〉，**141**）.
- **図141**中の黄色部分が筋活動を表す.
- 床反力が，目的の関節の前後どちらを通るか確認する．荷重応答期の**図141-a**では，膝の後ろを通る．この場合は，床反力は膝を曲げる方向に力を加えている.
- つまり外部膝関節屈曲モーメントとなり，内部膝関節モーメント（筋活動）はその反対となるため，膝伸展筋力となる.
- 立脚中期では，床反力の矢印と股関節，膝関節中心が近くなるため，殿筋，大腿部の筋活動は少なくなる（**図141-b**）.
- 立脚後期では，足関節と床反力の距離が離れ，下腿三頭筋の筋活動が強くなる（**図141-c**）.

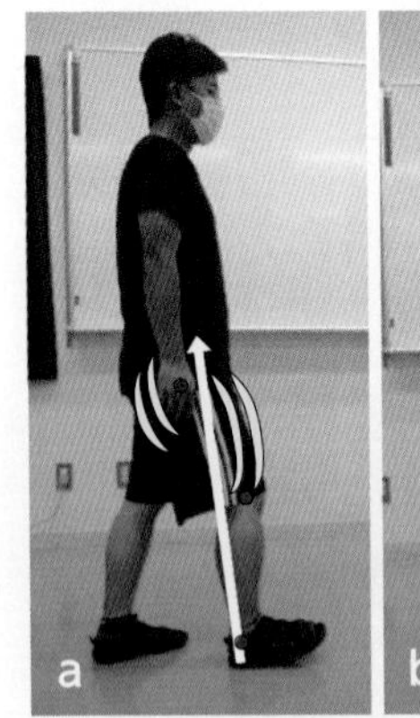

荷重応答期

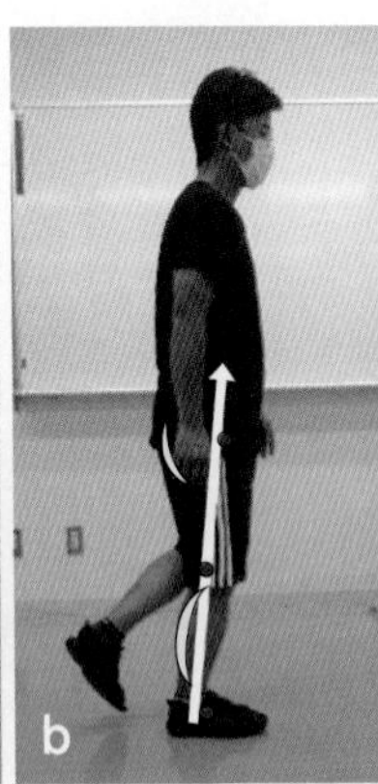

立脚中期

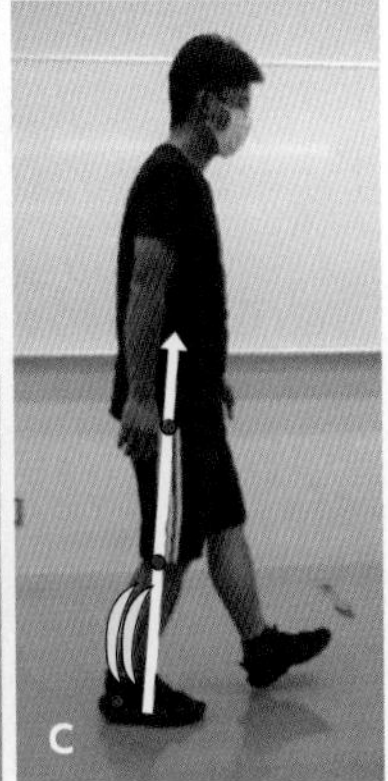

立脚後期

図141　歩行時の床反力および関節中心の位置と筋活動の関係

8-2 正常歩行

- 矢状面の股関節（**図 142-a**），膝関節（**図 142-b**），足関節（**図 142-c**）の矢状面角度グラフを示す．

> ☑図 142 は，ある健常成人 1 名の 1 歩行周期で，1 歩行周期を 100%（横軸）として示す．
> ☑縦軸が関節角度であり，股関節，膝関節では屈曲，足関節では背屈角度をプラスに表している．
> ☑ 0%が踵接地（ヒールコンタクト，イニシャルコンタクト）を示し，おおよそ 60%の時点（縦線）で立脚期から遊脚期に移行する．
> ☑これらの角度のグラフを複数名の平均として表すときれいな曲線となるが，1 名ずつであると，健常においてもなだらかでない部分も見受けられる．本対象者は，遊脚期の膝関節ピーク屈曲角度も 50°と少ない．

8-3 歩行観察

① 歩行観察のポイント

- 独歩が可能か．
- 歩行時に最も不安定となる，もしくは痛みのあるタイミングはいつか．
- なぜ，その時に不安定であるのかを予測する．

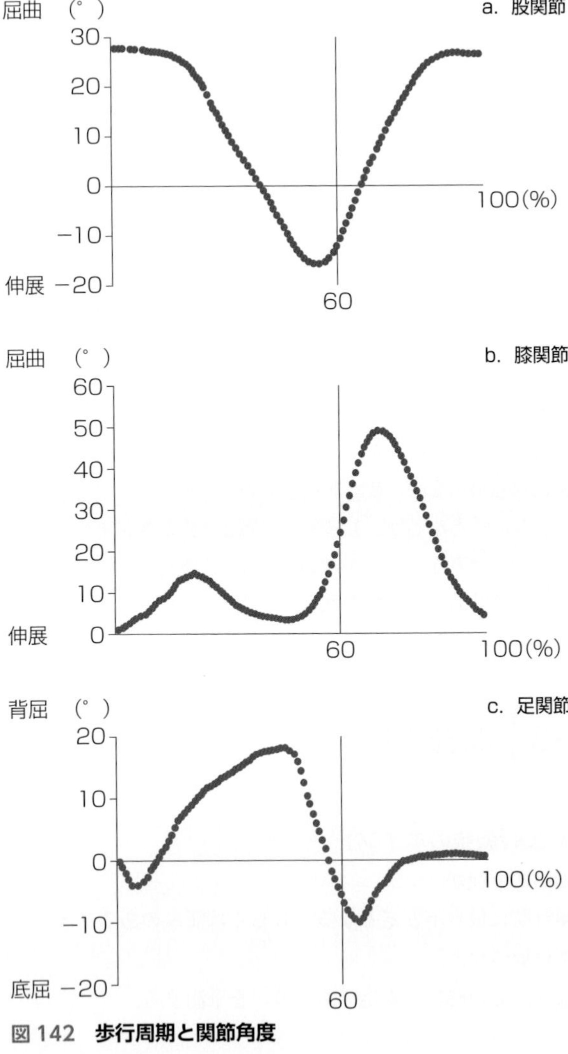

図 142　歩行周期と関節角度

② 股関節疾患の観察のポイント

- ヒールコンタクト（背屈 0°で）していない.

☑股関節屈曲制限を確認する.
☑反対側の股関節伸展制限を確認する.
☑膝関節伸展制限を確認する．ヒールコンタクト時に膝が屈曲している．股関節疾患では，股関節の伸展制限に伴い膝関節伸展制限を併発している例も多い.

- 荷重応答期から立脚中期で過度に膝関節が屈曲している.

☑正常であれば，この時期は膝関節伸展位（0°）となるが，膝が屈曲している場合は，股関節伸展制限が重度であることが予想される.
☑その膝屈曲とともに踵が地面から早期に離れるため，その踵部の早期離地も股関節伸展制限の有無の判断となる.

- 立脚後期で股関節が伸展していない.

☑股関節伸展制限がある場合，立脚中期で屈曲した膝がさらに屈曲する.

- 立脚中～後期に股関節が伸展しているようにみえて，腰椎の前彎が強くなっている.

☑股関節伸展制限の代償として，立脚後期に腰椎前彎が起こる.

- 前額面の観察

☑立脚側の肩の下降の左右差を比較する．下降が大きいほうで中殿筋の筋力低下があることを疑う.

③ 膝関節疾患の観察のポイント

- ヒールコンタクト（背屈0°で）していない.

☑膝関節伸展制限を確認する．ヒールコンタクト時に膝が屈曲している.

- 荷重応答期から立脚中期で，膝関節が伸展位から軽度屈曲していない.

☑大腿四頭筋の遠心性収縮をするタイミングであり，膝痛があると遠心性収縮が難しい.
☑ヒールコンタクトで膝が屈曲していると，そのままの角度で立脚中期まで移行する.

- 立脚後期で膝関節が完全伸展していない.

☑膝関節伸展制限を確認する.
☑前足部荷重ができない（「④足関節疾患の観察ポイント」の第2項目〈p.163〉を参照）.

- 遊脚期で膝関節が十分に屈曲していない.

☑プレスイングで，足関節の底屈角度が小さい（床を蹴る動作の減少）と，遊脚期に膝関節が屈曲してこない.

- **重要** 膝の観察で重要な点は，ダブルニーアクションを一つずつ観察することである.
- 膝伸展制限がないのに，必要なときに膝関節が伸展していない場合

☑可動域は問題ないため，筋力，疼痛，動作自体の問題（状態が悪いときの習慣など）を考える．

- 膝屈曲可動域は十分にあるが，遊脚期に膝関節が屈曲していない場合

☑可動域は問題ないため，筋力，疼痛，動作自体の問題（状態が悪いときの習慣など）を考える．
☑例）TKA 術後症例において，可動域があるにもかかわらず，術前までの習慣で遊脚期の膝関節屈曲角度が不十分となることがある．

④ 足関節疾患の観察のポイント

- ヒールコンタクト（背屈 0° で）していない．

☑背屈制限がある．
☑背屈筋の筋力低下．
☑膝が伸展していないと，背屈 0° でもヒールコンタクトではなく全足底接地に近くなる．

- 立脚中期から立脚後期で背屈が 10° になっていない．

☑立脚後期のターミナルスタンスは，単脚支持期であり，かつ前足部のみの接地である（難易度が高い）．そのため，足関節疾患はもちろん，それ以外の股関節疾患，膝関節疾患，高齢者において，十分にこの前足部のみの接地ができない．歩行の左右差や歩行速度の低下と関連する．
☑観察としては，単脚支持期（前足部のみの接地の時期）があるかに着目する．

- 前遊脚期であるプレスイングで，底屈が不十分である．

☑この時期は，両脚支持期となり安定し，踵が床から離れ底屈が進むとともに膝が屈曲する．この底屈と膝屈曲がスムースに連鎖すると，遊脚期の膝屈曲がスムースになる．

☑足関節を底屈させることで膝を屈曲させる練習は，遊脚期の歩容改善の一つのポイント．

- 遊脚期で背屈していない（下垂足）．

☑背屈筋力低下，背屈制限により足尖部が床をするなどの現象が起きていないか．

☑背屈角度減少の代償として，股関節，膝関節の屈曲角度が増える．

9章

情報の集め方と症例への応用方法

① 論文の検索収集方法

現在はインターネットを通じ，多くの論文を検索収集することが可能である．有料の日本語論文検索サービスにはメディカルオンラインや医学中央雑誌刊行会の医中誌Webなどがある．メディカルオンラインは，検索までなら無料での利用が可能である．また，無料で検索ができるサイトにはGoogle Scholarや，英語論文のサイトとしてはPubMedがある．

Google Scholarのトップページには「巨人の肩の上に立つ」と書かれている．先人の研究や成果により遠くを見ることができるという意味であり，現在までの研究や知見を知ることこそが，次に向かうために必要な知識と言えるだろう．

英語論文の検索を行うときに，とても便利な秘策がある．それはダブルクォーテーション（二重引用符，“　”）を使うことである．たとえば，筆者の研究テーマの一つである膝蓋骨可動性は，英語ではpatellar mobilityと訳すことができる．そのまま検索をするとpatellarとmobilityが別々に検索され，検索結果は2,677件以上（2020年12月6日現在）と膨大な数になる．しかし，“patellar mobility”とダブルクォーテーションで囲めば，一つのまとまりとして検索されるため，論文の数は37件などと絞られる．非常に有効な方法である．

しかしキーワードを多く入れすぎると，検索結果が極端に少なくなる．あまり絞り込みすぎず検索結果が100～200論文くらいとなる検索をし，それらをざっと見ていくと，必要な論文にめぐり合うことが多々ある．

新しい文献は，それまでの研究を考慮したうえで書かれているため，より多くの新しい知見が含まれていると考えられる．古い論文も重要だが，新しい論文から現在のその分野の研究の方向性も読み取ることができる．

② 日本語の論文

文献には，研究論文いわゆる原著論文，総説などがある．

原著論文は，その背景で研究目的に関する今までの研究内容がまとめられている．その論文だけでなく，そこで引用されている論文も読んでいけば，その理解度はさらに深まる．自分が関心のある論文に数多くふれることにより，課題を体系的に理解することができる．優良な論文を10報読めば，かなりその分野において詳しい知識が身に付く．

総説は，その領域を専門とされる先生がまとめられたものである．その先生の研究なども含めて今までの研究がまとめられているため，全体像を理解するのに役立つ．

優良な論文を読むことが重要だが，優良な論文とは，査読がしっかりなされている論文である．理学療法領域では，代表的な論文雑誌『理学療法学』（日本理学療法士学会）に掲載されている論文がそれに相当する．

多くの論文を読むようになると，なぜその結論が言えるかを考えるようになる．その論文における著者の思考がわかり，自分の研究の問題点や今後の課題が含まれていると感じられれば，その論文は自分にとって良い論文であろう．自分自身に論文を見る目が養われると，自然に良質の論文を見つけることができるようになり，良質の情報を得られるようになる．

③ 英語の論文

日本語論文もあるのに，なぜわざわざ英語論文を読む必要があるのか，と学生と話をすることがある．まず，医学の世界では共通言語は英語である．そのため，研究者が自分の研究を世界で役立ててもらうためには，英語論文を書く．impact factorという英語論文の質の高さを表すスコアがあり，その impact factor が高いジャーナルに掲載された論文は質が高い論文と言える．

今は，Google 翻訳や weblio 翻訳など無料の翻訳サイトが多くあり，翻訳機能が格段に改善している．PubMed で検索した論文の abstract をそのままコピー・ペーストし翻訳サイトを利用すると，日本語にしてくれる．英語論文を読むハードルを下げてくれるため，入り口としてこれらのサイトに頼るのもよいと思う．

④ 情報を患者さんのために

文献から得られる情報が，自分の担当している症例にすべて当てはまるわけではない．まったく所見が異なる場合もある．なぜ異なるかを考えることも重要である．疾患や症状に対する知識が，今後担当するであろう症例に活かされることも，きっとあると思われる．

⑤ 研究のススメ，大学院進学のススメ

臨床に役立てるために，研究論文から情報を得る重要性を記載した．論文を読んでいくうちに，臨床で感じる疑問を少しでも解決するためには，自らが研究をしていく必要性を感じるときがあると思う．研究を行うには，研究手法の基礎をしっかりと学ぶ必要がある．研究手法を学ぶ一つの方法として大学院進学がある．現在，遠隔講義として受講できる大学院も増えており，遠方にいても自分の学びたい内容や指導者を選んで学ぶことが可能になってきている．学ぶ機会は昔より格段に増えているため，ぜひ，いろいろな研究や大学院進学の機会についても情報収集をしてみてほしい．きっと，新たな一歩が見つかることであろう．

索引

ま

や

ら

欧文

著者プロフィール

◉太田　進 Susumu OTA

星城大学リハビリテーション学部理学療法学専攻教授．名古屋大学大学院医学系研究科リハビリテーション療法学博士後期課程修了．豊橋市民病院，University of Southern California, Musculoskeletal Biomechanics Research Laboratory を経て，2007 年名古屋大学医学部保健学科理学療法学専攻助教，2013 年星城大学リハビリテーション学部理学療法学専攻准教授，2018 年現職．

研究テーマ：変形性膝関節症の予防，歩行バイオメカニクス，スポーツ傷害予防（前十字靱帯損傷，膝蓋大腿関節症）など．

◉藤田玲美 Remi FUJITA

星城大学リハビリテーション学部理学療法学専攻助教．吉備国際大学通信制大学院保健科学研究科修士課程修了．公立陶生病院，中部大学・名古屋大学・星城大学・国立長寿医療研究センター（研究補助員）を経て現職．

研究テーマ：高齢者の呼吸機能と姿勢，サルコペニア評価と介護予防，変形性膝関節症・糖尿病併存患者への歩行介入など．

◉大古拓史 Hiroshi OHKO

星城大学リハビリテーション学部理学療法学専攻助教．和歌山県立医科大学大学院医学研究科修士課程修了．社会医療法人黎明会北出病院リハビリテーション科を経て現職．

研究テーマ：変形性膝関節症と膝蓋骨可動性，Myokine（マイオカイン），障がい者スポーツなど．

中山書店の出版物に関する情報は，小社サポートページを御覧ください．
https://www.nakayamashoten.jp/support.html

動画（どうが）でわかる
運動器理学療法（うんどうきりがくりょうほう） 臨床実習（りんしょうじっしゅう）スキル

2021年3月10日　初版第1刷発行　〔検印省略〕

著　者――――太田（おおた）　進（すすむ）　藤田玲美（ふじたれみ）　大古拓史（おおこひろし）
発行者――――平田　直
発行所――――株式会社 中山書店
〒112-0006　東京都文京区小日向4-2-6
TEL 03-3813-1100（代表）
振替 00130-5-196565
https://www.nakayamashoten.jp/

カバーデザイン・イラスト――ボブカワムラ BOB-K.Design
印刷・製本――――広研印刷株式会社

Published by Nakayama Shoten Co., Ltd.　Printed in Japan
ISBN　978-4-521-74884-9